第4回「栄養とエイジング」国際会議

ヘルスプロモーションの科学

The Fourth International Conference on
Nutrition and Aging

木村修一・桑田　有　監修
特定非営利活動法人
日本国際生命科学協会　編

建帛社
KENPAKUSHA

The Fourth International Conference on

Nutrition and Aging

Science for Health Promotion

Supervised by

Shuichi kimura, Tamotsu Kuwata

Edited by

ILSI JAPAN

© International Life Sciences Institute of Japan, 2005

Kojimachi R-K Bldg, 2-6-7, Kojimachi, Chiyoda-ku, Tokyo 102-0083, Japan

Published by

KENPAKUSHA Co., Ltd.

4-2-15, Sengoku, Bunkyo-ku, Tokyo 112-0011. Japan

序　　文

　第1回の「栄養とエイジング」国際会議がILSI Japanの創立10周年を記念して行われたのは1991年（平成3年）で，東京の京王プラザホテルで開催されました。本協会を創設された小原哲二郎先生の熱い期待を込めた国際会議であり，「日本人がなぜ長寿国に仲間入りできたのか」を，食生活との関連で疫学的に捉えて論ずるとともに，この領域での内外のトップクラスの研究者をお招きして行われたもので，大きな評価を得たと思っています。基調講演は，三菱化成生命科学研究所長の今堀和友博士によるもので，エイジングの理論から日本人の長寿をどう見るかについて興味ある講演でした。小原哲二郎先生が，当時重い病床にありながら，この日を一つの夢にしていたことを知っていただけに，なんとしてでも成功させたいという関係者全員の気持ちが実ったものと思います。　小原先生は車椅子で10周年記念式典に出席され，式辞を述べられました。その嬉しそうな顔がいまだに忘れられません。先生はその後まもなく帰らぬ人となりました。

　そして第2回の会議は「ぜひ長寿国世界一の日本でやってほしい」というILSI Japanマラスピーナ博士などの強い要請で，再び日本で行われることになり，1995年（平成7年）に，角田俊直会長の指揮の下，昭和女子大学キャンパスで行われました。①生理学的加齢現象と栄養との関係，および，②高齢社会を迎えて成人病と食生活の関係を中心にした最新の栄養学的課題を論ずる機会としました。また高齢者社会を迎えてのアジア地域におけるそれぞれの国の現状を知るため，各国代表をお招きして，「パネルディスカッション」を設けました。　基調講演としては，国立がんセンター名誉総長で東邦大学学長の杉村　隆先生とUSDAヒューマンニュートリション・リサーチセンター長でタフツ大学教授のローゼンバーグ先生にそれぞれ「エイジングとがん研究：最新情報」と「エイジングと栄養：そのコンセプトの発展」というテーマでお願いし，参加者に大きな感動を与えました。

　第3回「栄養とエイジング」国際会議は，当時日本の経済不況のなかで会期を1日縮めて行ったのでした。「長寿を目指す食生活」をサブテーマとして，セッションとして，①加齢と生体諸機能，②食パターンの変遷とエイジング，③食生活，運動と生活習慣病，④ヘルスクレームに対する各国の対応，を中心に報告とディスカッションが行われ，②および④のセッションでは世界各国からのスピーカーからそれぞれの国の状況と課題について報告され，討議され，情報の交換と今後の進むべき方向について話し合われました。基調講演としては岩手県立大学長の西沢潤一博士による「超高齢化社会と科学技術の役割」および，しずおか健康長寿財団理事長の星猛博士による「健康長寿および健康老死達成の基本的考え方」といずれも独自の発想による説得力のあるすばらしい内容でした。

　さてこの度，第4回「栄養とエイジング」国際会議を持つことになりました。この第1回の会議が終わったとき，前にも述べたように，続けて日本でやることは考えていませんでしたが，結局，ILSI Japanが続けてやってきたわけで，最初から関係した者として感慨深いものがあります。

　さて，今回の「栄養とエイジング」国際会議は，これまでの3回にわたる会議の経験を生かして，栄養研究部会が中心となり，意欲的に取り組み，サブテーマを「ヘルスプロモーションの科学」としました。発展途上国を含めて，肥満や生活習慣病の増加にどう対応したらよいのかが，いま重要な課題となっていることは言うまでもありません。こうした疾病に対しては，二次予防よりも一次予防に力を入れることが世界の趨勢です。日本でも「健康日本21」を新たな健康づくり国民運動の柱としましたが，栄養の役割を強調しているのは当然のことです。今回の国際会議でも，このことを意識して，①世界の健康増進政策：概要と進行状況，②生活習慣病予防と健康増進プログラム，③栄養改善効果と評価指標，④ニュートリゲ

ノミクスが拓く健康づくり，という4つのセッションを設けました。また今回の特徴として，ILSI Japan が行っている研究・調査活動の成果が少なからず盛り込まれているということです。すなわち，そのひとつはILSI Japan のCHPが展開してきたプロジェクト「生活習慣病予防を目的とした職域保健支援プログラムの開発」の成果を発表したことと，昨年（2004年）ILSI Japan が東京大学農学生命科学研究科に寄付講座として立ち上げた「機能性食品ゲノミクス」講座の学問領域の重要性をアッピールするために1セッションを設けたことです。

　セッション①の「世界の健康増進政策：概要と進行状況」では日本の健康増進政策である「健康日本21」を展望し，「健康日本21」策定の見本になったアメリカの「ヘルシーピープル2000」の実績と今後の課題について論じられました。②「生活習慣病予防と健康増進プログラム」ではILSI-South East の肥満抑制プログラムの成果，そして肥満大国アメリカでいま注目されている健康的な生活習慣をめざした共同体組織であるAmerica on the Move（活動的なアメリカ）の運動の現状を報告していただき，ILSI Japan からはCHPのプロジェクト研究で開発した生活習慣病予防を目的とした職域保健支援プログラムの介入効果について報告し，生活習慣病の予防における栄養と運動の役割について熱心なディスカッションが行われました。③「栄養改善効果と評価指標」では，生活習慣病の一次予防とその評価指標が焦点となりました。まず，ヒトゲノム解明の時代にあっては，生活習慣病の一次予防には感受性遺伝子の検査を含む栄養アセスメントが重要になってくるという具体的な提案，そして肥満と糖尿病のケアに運動と栄養が果たす効果についての報告，また生活習慣病にとって大きな影響力を持つ高脂血症へのアプローチを通した治療効果の判定と考え方など，それぞれの領域の権威者からの報告とディスカッションが行われました。④「ニュートリゲノミクスが拓く健康づくり」では，病気の予防・治療にニュートリゲノミクスがいかに重要かが論じられ，一方，ゲノムサイエンスからみた食物摂取効果の評価についてその展望と可能性が報告されました。いまや生体の健康状態を正しく判断するにも，食品の機能性を判定するにもきわめて有効な評価法と考えられるニュートリゲノミクスですが，単一の標的遺伝子の反応をみるのではなく，栄養と健康に関連するいくつもの遺伝子の微小な変化を，パターンやプロファイル，またはいくつかのデータの組合わせで捉えるようなシステム生物学に基づく，新しいバイオマーカーの考え方についての提案，その他，長鎖脂肪酸の遺伝子発現に及ぼす作用のDNAアレイ解析，ビタミンD受容体の遺伝子多型からみた骨粗鬆症の効率的な栄養指導など多くの分野での成果が報告されました。

　この会議にご協力を賜りましたスピーカーの皆様，そして組織委員会の皆様には，心より御礼申し上げたいと思います。また，この国際会議の準備からプロシーディングができあがるまでには，栄養研究部会長の桑田　有博士はじめ多くの栄養部会のメンバー，事務局メンバー，その他ご協力いただいた多くの方々の活動によるものであることを特記して，感謝の意を表したいと思います。

2005年4月

特定非営利活動法人日本国際生命科学協会
理事長　木村修一

目　次

第1章　世界の健康増進政策「概要と進行状況」

21世紀の日本の新健康政策『健康日本21』 ………………………………………（長谷川敏彦）　3
　　1.『健康日本21』の誕生　3／2.『健康日本21』の展望　4／3.『健康日本21』の理念　5／4.『健康日本21』の目標　6／5.『健康日本21』の対象　7／6.『健康日本21』の方法　7／7.総括　8

ヘルシーピープル──健康的なライフスタイル：米国の健康に関する課題
　………………………………………………………………………………（アイリーン・ケネディ）　9
　　1.はじめに　9／2.ヘルシーピープル2010とは何か　9／3.ヘルシーピープル2010ターゲット1──健康に過ごす期間の延長とその生活の質向上　9／4.ヘルシーピープル2010ターゲット2──健康格差の除去　10／5.ヘルシーピープルの展望　11／6.結論　12

地域における健康施策の成功例 ………………………………………………………（石津政雄）　13

第2章　生活習慣病予防と健康増進プログラム

肥満にならない健康な人々の国家を築く──シンガポールの例 ………（チャン・ヤム ヨック イン）　19
　　1.はじめに　19／2.シンガポール国民の健康状態　19／3.健康の増進　19／4.前進の継続　21

ILSI-PAN プロジェクト研究
生活習慣病予防を目的とした職域保健支援プログラムの開発
　──6カ月間のプログラム介入効果 ………………………………………………（荒尾　孝）　23
　　1.研究の背景と意義　23／2.研究方法　23／3.結果と考察　25

介護予防のための健康増進プログラム──地域高齢者における老年症候群の予防 ………（鈴木隆雄）　27
　　1.緒言　27／2.介護保険と老年症候群　27／3.地域高齢者を対象とした介護予防のための包括的健診（お達者健診）28／4.老年症候群の予防──地域高齢者に対する無作為割付け介入試験による転倒予防の例　28

活動的なアメリカ（America on the Move™）
　──健康的な生活習慣を目指した共同体組織 ……………………………（ローラ・M・シモンズ）　29
　　1.背景　30／2.エネルギー落差（摂取エネルギーと消費エネルギーの落差）の解消　30／3."活動的なアメリカ"（America on the Move™：AOM）の全体像，哲学，取組み方法　31／4.おわりに　36

生活習慣病の予防，治療における運動・栄養の役割 ……………………………………（森谷敏夫）　38
　　1.運動不足病　38／2.運動の予防医学的効果　39

第3章　栄養改善効果と評価指標

生活習慣病の一次予防とその評価指標——栄養アセスメント
　………………………（香川靖雄，会田さゆり，三枝あずさ，百合本真弓，柳沢佳子）　45
　1. 健康寿命と介護予防　45／2. 生活習慣病とSNPの人種差　48／3. 飢餓耐性SNPsの機能　50／4. 栄養クリニックにおける飢餓耐性SNPsに対する介入　50／5. 栄養クリニックの長期肥満予防とSNP　54／6. 栄養クリニックにおける2型糖尿病予防とSNP　55／7. おわりに　56

肥満と糖尿病ケアに運動と栄養が果たす効果………………………………………（池田義雄）　58
　1. 肥満の仕組み　58／2. 肥満の判定法　59／3. 肥満症の診断とハイリスク肥満（内臓脂肪型肥満）　59／4. 肥満からみた2型糖尿病　60／5. 2型糖尿病にかかりやすい人　60／6. 2型糖尿病の診断とその進み方　60／7. 糖尿病の怖さ　61／8. ケアのための栄養と運動の実際とその効果　61

高脂血症へのアプローチとその評価……………………………………………………（齋藤　康）　63
　1. はじめに　63／2. 高カイロミクロン血症へのアプローチ　63／3. 高脂血症と動脈硬化　65／4. 治療効果の判定と考え方　66／5. おわりに　67

第4章　ニュートリゲノミクスが拓く健康づくり

病気の予防・治療戦略におけるニュートリゲノミクスの重要性…………（ジョン・ミルナー）　71
　1. 遺伝子-栄養素の相互作用　72／2. ニュートリジェネティクス　72／3. 遺伝子-栄養素の相互作用に関するモデル　73／4. DNAのメチル化とその他のエピジェネティック現象　74／5. 栄養トランスクリプトミクス　75／6. プロテオミクス　76／7. メタボロミクス　77／8. まとめ　78

ゲノムサイエンスからみた食物摂取効果の評価展望と可能性…………（白川太郎，渡辺映理）　81
　1. 多因子疾患——遺伝因子と環境因子　81／2. 環境因子の変化による疾患の増加——アレルギー疾患の例　81／3. 多因子疾患予防の可能性　83

有効性と安全性を測る新しいバイオマーカーにおけるニュートリゲノミクスと
　栄養システム生物学の役割
　…………………………（ベン・ファン・オメン，マルヤン・ファン・エルク，ロブ・スティエルム）　87
　1. 序文　87／2. プロテオームバイオマーカー——内皮の発達モデルとしてのCaco-2分化の一例　88／3. 経路に基づくバイオマーカー——Caco-2細胞の遺伝子発現に対するケルセチンの影響　89／4. 多変量解析に基づくバイオマーカー——生命へのアプローチ　90

長鎖脂肪酸の遺伝子発現に及ぼす作用のDNAアレイ解析…………………………（松本明世）　94
　1. 長鎖脂肪酸（LCFA）の遺伝子発現に対する調節作用の網羅的解析　95／2. 魚油負荷によるマウス肝臓におけるmRNA発現プロフィールへの影響　101／3. PUFAの新規機能　101／4. 結語　104

ビタミンD受容体遺伝子多型からみた骨粗鬆症の栄養指導………………………（武田英二）　109
　1. 骨粗鬆症の環境因子　109／2. 骨粗鬆症の遺伝因子　110／3. 骨粗鬆症とVDR

遺伝子多型　110／4．VDR 遺伝子多型と骨粗鬆症発症との国際的比較研究　111／5．VDR 遺伝型情報を活用した栄養指導　112

索　引 ·· 117

第 1 章
世界の健康増進政策「概要と進行状況」

第1章 世界の健康増進政策「概要と進行状況」

21世紀の日本の新健康政策『健康日本21』

長谷川敏彦*

1．『健康日本21』の誕生

1）新しい視点と方法

『健康日本21』は，21世紀に向けて提案された新しい健康政策で，全国民的な健康づくり運動への展開を期待している。その視点や方法にはこれまでにない新しい発想が提案されている。"目標"については，寿命の延長よりも"生活の質（quality of life）の向上"に重点をおいて，障害のない健康な寿命の延長を目指している。"理念"としては，国民全体の健康の増進という考え方から，"一人ひとりの健康を実現する"方針に大きく転換している。"対象"としてもこれまで漠然と国民全体の一般の健康の課題であったことが，9つの主要な領域で生活様式や価値観の異なる"世代"ごとに政策を定めること，そして，"方法"としても二次予防から一次予防，集団アプローチへ，そしてその手法も，国民との"双方向の社会マーケティング"の手法を用いるなど，平均寿命世界一を達成した国にふさわしい新しい特徴を持った政策となっている。

2）新しい政策の課題

この政策の大きな特徴は，個人と社会，そして行政との関係が従来とは異なっていることにある。さらに中央政府と地方政府との関係が従来と異なる。個人が主役での健康実現を社会が支援し，これらを調整し，方向づけることが市町村の役割となっている。また，都道府県はそのような市町村を支援し，かつ都道府県独自の役割を果たし，都道府県の計画を推進して行く必要がある。国は国民，市町村，都道府県を支援し，かつ国自らの役割を果たして，『健康日本21』全体を進行させる責任がある。というように，役割と計画がそれぞれ入れ子の状態になって，最後に国民一人ひとりを支えることになっている。

人類未踏の超高齢社会の基盤づくりとして，今，保健・医療・看護・福祉の諸分野での制度改革が実施されつつある。『健康日本21』はこの一翼を担う政策であり，住民一人ひとりの健康を支援するだけではなく，財源的な困難が予想されている医療保険や介護保険などの社会保障を支援する意味でも，重要な政策と言えよう。

3）策定の過程と期間

『健康日本21』は，「『健康日本21』企画検討委員会（35名の有識者で構成）の企画を受けた「『健康日本21』計画策定検討委員会（15名の保健医療の専門家で構成）」が10数回の検討を行い，2000年3月にまとめられた。各論にあたる「食生活，運動，休養，喫煙，飲酒，歯科疾患，糖尿病，循環器病，がん対策」の具体的な対策目標は，各

*国立保健医療科学院政策科学部

分科会（55名の分野別専門家で構成）で検討された客観的な研究成果に基づいている。政策の対象期間は2001〜2010年までの10年間で中間年に全国的な評価を行い，政策改善を行う予定となっている。

2．『健康日本21』の展望

1）人類究極の世界，超高齢社会の到来

WHOの『世界健康報告2000』をみると，日本の健康寿命は世界一の水準にある。終戦直後には先進諸国の中でも最下位だった"平均寿命"が，昭和40〜50年代に各国を追い越して，昭和59（1984）年以降は世界一の地位を保っている。現在も2位との差を拡げている日本女性の平均寿命は，世界各国の注目を集めており，人類寿命の到達目標とさえ言われている。しかし，極めて短期間に寿命を改善したことで，社会の高齢化も過去に比類のない速度で進んでいる。2015年には全人口の1/4が老人，2050年には1/3が老人という史上未曾有の超高齢社会（WHOでは，65歳以上人口が7％を越えると「高齢化社会」，14％を越えると「高齢社会」，21％を越えると「超高齢社会」と規定している）になると予測されている。

このような急激な人口構成比の変化は，出生率の低下も要因になっている。出生率低下の理由には，高学歴化した女性の社会進出によって結婚や出産の年齢が上昇したことや，核家族化した世帯が安定した経済状況を維持するために多産を望まないことなどが指摘されている。平成12（2000）年の日本の特殊合計出生率は1.34にまで低下し，人口維持の分水嶺とされる数値（2.02）を割り込んだ。そのために2007年からは人口が減少を始めると推測されている。江戸時代には三千万人ほどだった日本の人口は，明治維新以降に4倍にも膨れ上がった。それが，登り詰めた山を下るように漸次的に減少し，2050年には1億人を切り，100年後には現在の人口が半減するだろうとさえ予測されている。この百年間の常識は，人口増加を前提とした社会構造のなかで育まれてきた。今後は過去の常識が通用しない社会となる可能性が大きくなる。

2）日本社会の変貌

フランスの歴史学者フィリップ・アリエスは，ヨーロッパでは学校制度が確立された近代化の過程で，"大人"に保護されるべき"子供"という人生の段階が発見されたと論じた。社会が定める標準的な人生のあり方は，歴史的にも変化を続けている。

現代日本の人生を社会とのかかわり方からみると，社会の一員となるために育ち学ぶ20歳ごろまでの第Ⅰ期，仕事を通して社会にかかわり家庭を築いて次世代を育むむ50歳ごろまでの第Ⅱ期，子育てを終えて自らの死を見つめながら自らのために社会に参加して人生の果実を刈り取る50歳以降の第Ⅲ期に区分することができる。各区分の移行期は身体的・精神的変化に敏感になりやすい時期になる。第Ⅰ期から第Ⅱ期への移行期は思春期であるが，第Ⅱ期から第Ⅲ期への移行期は思秋期とも呼ばれている。

このなかで，人生の第Ⅲ期は50歳以上の寿命が延長された20世紀後半にはじめて世界に広がった新しい段階と言える。長寿化と少子化による人口構造の変化によって，人生の第Ⅲ期にあたる50歳以上が，2003年には世界に先駆けて，日本の成人人口の過半数を超えることになる。第Ⅲ期が多数派となる社会への準備が必要となるのではなかろうか。

また，日本の生涯未婚率（現在10％前後）は先進地の東京都では30％に近づいており，将来は20％を越すだろうと言われている。そのために，2010年以降は人口の大半が自分（個人）の人生，自分の価値に重点を置く人々となるだろうとも予想されている。組織や集団への帰属や服従を志向してきた社会から，個人の主体的な参加を強調する社会への変貌が加速している。このような"個"の主体化を信奉する社会の行く末には，子供期から学習と社会参加を行い，成人期には社会貢献と自己実現をめざし，老人にもそれを継続するという，生涯学習をして生涯現役であるという人生段階の区分さえ無意味になるような生き方が普及して行くかもしれない。

明治以来，日本の家族制度は家を統合原理とする直系的な大家族を志向してきた。しかし，戦後

の社会制度改変によって核家族化が進み、世帯人数は減少した。近年では単身世帯が急増し、子供夫婦と同居しない老人も増加している。単身赴任、DINKs（Double Income No Kids）、未婚の母など、過去には逸脱とされた形態も当たり前となり、家族・世帯・共住の一般論は立てにくい状況である。個人と社会の結びつきが多様化して、従来の家族像を前提にしたセイフティーネットが効果を発揮する範囲は狭まっている。21世紀に合わせた新たな社会保障の概念も必要になるはずである。生涯のリスク回避を個人がいかに実践し、社会がいかに支援するのかという、一人ひとりの人生づくりの危機管理が求められている。

3）21世紀への挑戦

日本は明治維新で近代最初の舵を取り、列強からの侵略に対抗して軍事大国を築いた。第二次世界大戦後の近代二度目の舵取りでは、焦土からの奇跡の経済復興によって経済大国としての自信を深めた。これからの50年は近代三度目の大きな舵取りとなる。海外の軍事強国を模倣して国づくりをした一度目と、会社組織を模倣して"日本"株式会社を目指した二度目は、お手本に合わせて人や制度の再配列をすれば事足りていた。しかし、つぎの到達点は諸外国も経験したことがない超高齢少子社会が控えている。それを世界に先駆けて実現する日本は、名誉なパイロット役を担っている。

前例のない未来に向けて、過去の価値観にこだわった常識や楽観は危険である。大胆な社会的実験と数々の失敗への反省こそが、持続可能で豊かな社会を築く道標となるであろう。未来の基盤づくりとしても、これからの健康政策は極めて重要な位置を占めることになる。前例のない三度目の舵取りは、これから生きて行く人々に合わせた社会をいかにつくるかを議題として、静かでありながら人々の内面に行き渡るような社会的変革を重視しなければならない。『健康日本21』は、単なる疾病予防の政策ではなく、日本の未来を活力あるものとするための国民的運動の提案なのである。

3．『健康日本21』の理念

1）一人ひとりの健康実現と社会の支援

世論調査をみると"健康"はつねに人々の関心を集めている。日本の区間死亡確率（life stage motility）は漸次的に低下している。死を免れることより、いかに質の高い生活を楽しみ、満足した生涯を歩むかが個人の課題と位置づけられるようになった。誰もが長生きをするようになった現代では、高齢期までの人生設計が必要になった。この長い人生を支える礎を築いて行くことは個人の責任であり、また、社会の責任と言えるであろう。

自らの健康の実現においては、一人ひとりが主役である。自らにとっての健康の意味とあり方を"発見"し、自らの考え方に合った健康づくりのための方法や資源を"選択"し、生涯を通じた健康づくりの"設計"を行い、これに基づいて自分の健康を"実現"して行くことが求められている。むろん、こうした主役となる住民一人一人の責任ある行為こそ、すべての健康の"源（健康源）"である。

もちろん、国民が一人で健康を実現することはできない。人々を取り巻く社会の側では、制度、施設、商品・サービスなどの"資源"を提供して、さまざまな健康の実現に貢献することが求められるであろう。こうした資源には、人々の選択を支える種々のグループも含まれる。行政、職場・学校・家庭、保険者、専門家など古典的なグループはもちろん重要であるが、企業、マスメディア、非営利団体などのグループも健康の課題を支援することが求められている。健康の支援者は多種多様である。各々の特徴を活かしながら"分担"し、共通の目的のために"連携"することで、"縁（健康縁）"という健康を支える社会の絆を育んで行くのである。

行政は、健康の重要性を提唱するのではなく、さまざまな参加者たちの利害を調整しながら連携を創造して、効果的かつ効率的に一人ひとりの健康実現を支援していく役割を担う必要がある。『健康日本21』の大きな理念は、住民と社会の力を合わせて一人ひとりの健康を実現することで、

21世紀における日本の健康を支える"力（健康力）"として行こうというものである。

2）未来のための3つの創造
① 社会づくりの礎としての健康づくり

高齢化が加速していることで，病気の治療や介護にかかわる負担の増加が予測されている。ところが，大きな経済成長が望めなくなった今後は，これまで以上に治療や介護のための社会的負担を増やすことは困難になる。このような負担を減らすことは，次世代の社会からの要請にもなる。どのように医療が発展しても，最終的な人の死を防ぐことはできない。であるから，病気予防の重点は早死に至る要因の解消に向かうべきと言えるであろう。『健康日本21』における社会の目標とは，「国民の健康寿命を延長することで，病気や障害による社会的な負担を減らし，活力ある持続可能な社会を築くこと」にあると言えるであろう。いわば，持続的な日本の未来を支える"社会づくりの礎"として一人ひとりの"健康づくり"が重要になる。

② 社会づくりの礎としての健康づくり

戦後，感染症のような急性疾患が減少して早死の可能性は低下した。現在，死に至る病の中心は癌や循環器系疾患などの慢性疾患である。これらの慢性疾患では，やみくもな治療を含めて，長期にわたって生活の質を低下させる可能性が大きくなる。また，65歳未満で死亡する確率は11％（男性16％，女性6％），死ぬ前の数年間を寝たきりや痴呆で過ごす者の割合は決して少なくない。早死や障害をもたらす多くの疾病の要因に生活習慣が位置づけられるようになった現在，一人ひとりが自らの周辺にある資源を活用しながら活力のある人生を維持する努力が求められる。『健康日本21』における一人ひとりの目標とは，「早死と障害を予防しながら，生活の質を高めることで，実り豊かで満足できる生涯をつくることだ」と言えるだろう。持続的な"生涯づくりの礎"として，自分の長い生涯を見通した"健康づくり"が大切になるからである。

③ 健康づくりの礎としての社会づくり

交通網や医療施設の普及が示すように，健康を支える資源に接することが容易な時代となった。しかし，これまでの社会では，社会が定めた豊かさや満足の価値観に人々を当てはめてきたのではないであろうか。豊かさや満足の基準が個人の価値観によって異なるように，個人の生涯を支える健康づくりも一人ひとりの尊厳を重視しなければならないであろう。"健康づくり"は，その人に合わせた"生涯づくり"を支える基盤でなければならない。豊かな人生の選択肢を支える"健康づくりの礎"として，さまざまな住民の健康を支援できる"社会づくり"を実践して行く必要がある。その実践では，多数派への従属を求めるのではなく，他者を尊重する姿勢を失ってはならない。

4．『健康日本21』の目標

1）目標の共有

一人ひとりの住民とさまざまな目的を持つ組織・団体が多数協力して『健康日本21』を推進するには，政策目標を共有することが不可欠である。厚生労働省は，国全体での目標とするために，9分野70項目で科学的根拠に基づいた課題を掲げている。内容的な重複もあるので実質的には約60項目となるが，53項目にはさらに詳細な数値目標も提示している。現状の数値とともに示された2010年に到達すべき目安の数値目標は98にも及んでいる。これらの具体的な数値として示された目標は，地域で実践される諸計画の客観的な評価基準として用いることができる。

2）一人ひとりのための目標

厚生労働省が提案した視標は『健康日本21』に参加する住民一人ひとりにとって，自らの健康実現と協力や連携のための目標となり，活動を評価する目安になるものである。住民が共有できる目標にして行く必要がある。都道府県や市町村では，指標を参考に適切な目標を選択し，必要ならば別の目標を加えてもよいであろう。実際にどのような目標を定めるかは，地域の現状を前提にして判断することとする。

一人ひとりの住民にも自らの計画を持つことが期待されている。それを支援するには，国で提示された数値目標を住民が遂行できる具体的な行動

に置き換える必要がある。このような支援では従来の保健医療にありがちな大義名分や正義論に固執するのではなく，課題の解決を目指した現実的かつ戦略的な手法で，住民の実情に合わせた方法を考慮する必要もある。

3）新たな指標

従来の公衆衛生では「1年間に人口10万人中260人が癌で死亡するので200人まで下げましょう」という提言のように，大きな人口集団における死亡の発生率を目標指標に位置づけてきた。しかし，住民一人ひとりの健康実現を目的とするならば，個人の年齢や人生段階に沿った健康課題に対応して行く必要がある。『健康日本21』は，ある属性を有する個人がどのような要因で死亡するかという確率を人生年代に合わせて算出した区間死亡率（life stage motility）を応用している。この指標は人生の諸段階での一般的な健康課題を客観的に提示することができるので，健康を実現しようとする住民とそれを支援する社会が共有することを可能にする。

5．『健康日本21』の対象

1）これまでの対象，地域，職域

対象は，県・市町村などの地域や，各種の職場，職域を中心としてきた。新しい健康指標，区間死亡確率で測っても，65歳までの死亡確率には県別で1.7倍の格差が存在する。また，職域でも農民や若年女性の管理職が高い死亡率を示している。しかし，さらに日本国内に存在する外国人の死亡率を見てみると，韓国人男性で日本人の平均の約1.7倍の年齢調整死亡率であった。従来の政策対象のみならず，新たな健康に恵まれないグループを固定し，対策をとる必要があると言えよう。

2）新たに提案された政策の対象・世代

日本の社会はさまざまな誕生コホート，すなわち世代が，時代が進むにつれてさまざまに影響しながら，いわば世代連邦国家のごとく，社会を形成していくと考えられる。したがって，21世紀の健康政策はあらかじめ未来の高齢者を想定した世代ごとの政策が必要である。加えて，各世代は食事，運動や生活様式を共有し，したがって，共通の疾病への危険度を持っている可能性が高い。さらに，社会の資源を用いて健康実現を支援する場合，同じような考え方，価値観を持ったグループとして，有効な働きかけを考え出す共通のグループとも言えよう。このような3つの理由から，『健康日本21』は世代を政策の対象とした世界で最初の政策となっている。2010年までの10年間の時代の窓に登場する世代は，ちょうど人生のⅠ期からⅡ期に移行する団塊の世代前後の世代，そしてちょうど子育てや後に両親の介護を支えるバブルの世代などが対象として浮かび上がる。従来の年齢に応じたグループ化の他のこの新しい世代は極めて有用なものと言えよう。

6．『健康日本21』の方法

1）これまでの公衆衛生の手法

公衆衛生の手法には，疾病の自然史に依拠した一次・二次・三次の予防法，疾病原因に応じた健康増進・健康保護・疾病予防，働きかけの方法論に応じた高リスクアプローチ，集団アプローチなどがある。

疾病を遠ざけることで疾病を回避しようとする一次予防の代表は，衛生改善や健康教育などの啓発的手法である。疾病を早期に発見して早期治療に結びつける二次予防の好例は，循環器疾患や癌の検診である。できるだけ早く合併症をなくして治療すること，早期の社会復帰を目指す三次予防には，臨床の治療やリハビリテーションが含まれる。高リスクアプローチは，大きな危険性を有する人口の一部に絞って働きかけを行うもので，疾病要因を持った人々に要因排除の実践や指導を行う。集団アプローチは人口全体に対して啓発活動などの働きかけを行って集団全体の危険を減じることを目指す手法である。

従来の公衆衛生は，二次予防と高リスクアプローチの手法に偏っていた。もちろん，疾病を早期に発見してコントロールして合併症を防ぐ二次予防は，今後も重要である。しかし，結果的に大きなリスクを抱えた一部の人々のみを対象とするために，医療資源の分配からみると効率的ではない場合もありうる。

2）予防法の新しい発想

より大きな資源を必要とする高齢化社会では，予防の有効性と効率性を明示し，政策資源の浪費を避ける必要がある。また，限られた貴重な資源を用いて効率的に予防を成功させるには，一次予防と集団アプローチを重視しながら住民の健康づくりを目指す必要がある。この基本姿勢は，世界的な新公衆衛生運動の潮流にも位置づけられる。

『健康日本21』では，従来の介入的な健康指導によって住民を行政の意図に従わせるのではなく，一人ひとりの継続的な健康学習に重点を置きながら，住民が生活習慣を変更できるような社会環境を整備することの重要性を強調している。また，「十分な保健予防サービスを提供すれば問題は解決できる」という姿勢から，「一人ひとりの健康を実現できるように社会が支援する」という姿勢への転換を求めている。

3）社会マーケティング手法

このような新しい発想に基づいた『健康日本21』の実践では，対象者が必要とする健康や期待する健康に合わせた働きかけを実現する必要がある。

手法として提案されている。社会マーケティングには双方向の交流を踏まえた４つの段階が考えられる。まず，①「対象となる個人個人の状態を把握」する，企業活動で言うといわゆるマーケットリサーチの段階，そしてつぎに，②企業活動ではPRなど「対象の人々にメッセージを伝える」段階，③その「情報を元に対象である各個人が選択すべき資源を開発する」段階，④一種の社会装置，街づくりにつながると言えるのではなかろうか。

人々の健康を実現する働きかけは，社会全体を住民の健康を支援する姿に作り変えて行くような，街づくりの様相を含むことになる。これは，住民の創意工夫，参加者の支援によってこそ大きな効果が得られるものになる。総合的に一人ひとりの意識や社会の仕組みを変えていくことは，とりもなおさず新しい社会の創造であり，社会づくりのために他分野の人々が動き出すことなのである。そのためにはメディアを有効に用いて人々に働きかけるマーケティング的な手法が効果を発揮するであろう。

7．総 括

日本が一番乗りする超高齢社会は，実は人類究極の社会である。日本はなぜ文化を犠牲にして西洋化したのか，なぜ自然を犠牲にして工業化したのか，発展途上国はなぜ懸命に働いて産業化しようとしているのか，これらはすべて超高齢社会を迎えるためである。20世紀は限りない成長を信じて，社会の最前線を拡大してきた。しかし，21世紀はいつか見た光景，すなわち超高齢社会，究極の社会に遅かれ早かれすべての国が到達する。まず，最初に到達するのが日本である。

人類未踏の超高齢社会に向け，その基盤づくりのために身体の準備を行うのが，『健康日本21』である。そこでは健康の捉え方が，そして個人と社会の関係が，また行政と国民の関係が中央政府と地方政府のあり方が，予防と治療の新しい関係を問いなおす壮大な社会的実験である。人類究極の社会に向けた壮大な実験を世界に先駆けて日本国と国民一人ひとりが担う活動こそが『健康日本21』なのである。そして，種々の新たに提案された手法から考えても，平均寿命世界一を達成した国にふさわしい新しい特徴を持った政策と言えよう。

第1章 世界の健康増進政策「概要と進行状況」

ヘルシーピープル
～健康的なライフスタイル：米国の健康に関する課題～

アイリーン・ケネディ[*]

1．はじめに

　私は，本日ここで米国の健康に関する課題についてお話をしたい。

　1994年から2001年まで，栄養モニタリングに関する庁間委員会において，私はデービッド・サッチャー公衆衛生局長官とともに共同議長を務めた。この委員会で私は，米国人の健康増進のための最良の方法を探求すべく，政府関係の全部署・部門の人々と一緒に仕事を行った。私がここで取り上げる課題は，基本的には米国にかかわるものであるが，これらの課題は，明らかに他の国々の健康政策にも密接にかかわってくるものである。

2．ヘルシーピープル2010とは何か

　ヘルシーピープル2010とは，米国が21世紀の最初の10年間に達成しなければならない，包括的な健康目標である。ヘルシーピープル2010は，健康増進―各個人個人の健康，地域社会の健康および国全体としての健康増進を目標としている。ヘルシーピープル2010は，国，州，地方レベルの行政機関を交えた共同作業を通じて展開されている。また，健康の課題を取り上げるのに巧みな民間企業ばかりではなく，大学など科学的機関をも含んでいる。ヘルシーピープル2010は，10年間にわたる健康増進の進捗を測定するように計画されている。

　ヘルシーピープル2010は，米国が過去20年にわたって続行してきた案件に基づいている。1979年に，米国公衆衛生局長官が，「健康増進と疾病予防」と題した重要な報告書を発表した。この1979年の報告書は，疾病予防が，全米国民の健康を増進し健康な生活習慣を奨励するための主要な鍵となると明確に規定した。これが基になって，1980年と1990年における国レベルでの健康目標が制定された。そして，さらに重要なこととして，州レベルと地方レベルでの健康増進計画を展開する基礎となった。

　ヘルシーピープル2010は，2つの包括的ターゲット，28個の重点領域，467個の特定目標，そしてこれらのターゲットや目標の進捗状況をモニターするための10個の主要な健康指標を含んでいる。

3．ヘルシーピープル2010 ターゲット1
　　　――健康に過ごす期間の延長とその生活の質向上

　健康に過ごす期間および生活の質の両方を重要視している。今日，米国人の平均余命はおおよそ80歳である。日本では，1995年における平均余命

---

[*]コロンビア大学公衆衛生学部メイルマン校助教授

表1. 国による寿命の違い

	女性	男性
日本	82.9	76.4
フランス	82.6	76.2
カナダ	81.2	75.2
イタリア	80.8	74.4
米国	78.9	72.5

資料源：WHO，1990〜1995年。

表2. 年収と健康の関係

	健康状態が悪いもしくは良好であると感じる成人の比率
1万5,000ドル未満	20.6%
1万5,000ドル〜2万4,999ドル	13.1%
2万5,000ドル〜3万4,999ドル	8.1%
3万5,000ドル〜4万9,999ドル	5.9%
5万ドル以上	3.7%

資料源：CDC，国内健康聞き取り調査，1990年。

は82.9歳，2000年ではさらに伸びて84歳である。20世紀を通じて，すべての年齢層において平均余命が増加したが，この傾向は今後も続くと予想される。しかしながら，集団間の平均余命の違いは，健康増進の高い必要性とその機会とを暗示している。100万以上の人口を有する少なくとも18の国々で，米国よりも平均余命が長い（表1）。

米国の女性は男性よりも平均6年長生きする。白人女性は，米国において最も長生きする。高所得世帯の人々は，低所得の世帯の人に比べて約3〜7年長生きする。

20世紀を通じて，各年齢層における平均余命はすべて，長くなった。今日の年齢特異的死亡率に基づけば，年齢65歳の人の余命は平均で18年あり，合計で83歳になることが期待される。75歳では，余命11年であり，合計86歳になることが期待される。

生活の質は，われわれの人生と環境における一般的な意味での幸福と満足を示す。一般的な生活の質は，健康，レクリエーション，文化，権利，価値観，信念およびこれらの要素を含んだ生活をサポートするすべての生活局面を網羅する。健康に関連した生活の質は，肉体的・精神的健康に対する個人的な意識，およびそれに対する肉体的・社会環境的な因子に反応する能力を反映する。ヘルシーピープル2010は生活の量と質，両方を強調している。平均余命に関しては，いろいろな集団において，生活の質に著しい違いが存在する。低所得世帯では，最高の所得世帯に比べて5倍以上の人々が，健康，あるいは不健康だと答えていることは事実である（表2）。

米国の健康課題は，単純に寿命の長さを考慮することから，健康で生産的な生活を重視する方向へと変わった。ヘルシーピープル2010は，人々が健康について十分な情報を得たうえで自己決定ができるようになるのに必要な知識，動機づけ，および機会を得る手助けをすることを通じて，平均余命を伸ばし，生活の質を改善しようとしている。さらに，ヘルシーピープル2010は，地方および州の指導者に対して，地域社会および州レベルで健康的な行動の奨励，健康的な環境の創造，高品質の医療の利用増大などの努力を展開させることを勧めている。高齢の人々に関しては，在宅での生活を可能にするサービスを重視している。老人ホームの利用や長期にわたる介護を減少させようとする明確な試みである。

4．ヘルシーピープル2010 ターゲット2
―― 健康格差の除去

米国の男性は，10の主要な死亡原因の各々において，女性よりも死亡率が高い。米国の民族的および人種的少数派の人々もまた，一般の人々に比べて寿命が短く，生活の質が貧しい。これらの格差は，遺伝的変異，環境因子および特殊な健康にかかわる行動などが複合した結果であると信じられている。例えば，米国の乳児死亡率は低下しているけれども，アフリカ系米国人の乳児死亡率は未だ白人の倍以上である。中南米出身米国人では，一般白人に比べて，糖尿病で死亡する率がほぼ2倍である。中南米出身米国人は米国総人口の11%を構成するにすぎないが，肺結核の新患の20%を占める。中南米出身米国人はまた，一般白人に比べて，高血圧と肥満の罹患率が高い。

北米インディアンとイヌイットの乳児死亡率は，白人に比べてほぼ2倍である。また，このグルー

表3．米国における主要死因（1990年と1997年との比較）

	1990	1997
肺炎	11.8%	3.7%
肺結核	11.3%	−
下痢	8.3%	−
心疾患	6.2%	31.4%
癌	3.7%	23.3%
脳卒中		6.9%

資料源：CDC，NCHS，1997年。

表4．主要な健康指標

・肉体的活動
・過体重と肥満
・喫煙
・薬物乱用
・責任ある性行動
・精神的健康
・疾病・怪我と暴力
・環境の質
・予防接種
・医療へのアクセス

資料源：HHS，ヘルシーピープル2010；2000年。

プの糖尿病罹患率は，白人の2倍以上である。アリゾナ州のピマインディアンは世界で最も高い糖尿病罹患率を有する集団のひとつである。

米国の健康格差の多くは，収入や教育の不均衡がその根底にある。一般に，健康状態が最悪の集団は，貧困率が最高であり，教育状態が最低である。米国において，教育と収入は密接に関連している。米国では，より高い収入は，医療の利用を増加させ，よりよい家を得，より安全な住環境で生活し，より健康的な生活習慣の追求を可能にする。

残念ながら，米国の収入格差は，過去30年にわたって増大し続けている。貧困は，人種，民族，および世帯構成などの人口統計学上において，明白な差異がみられる。全体としての米国における最近の健康上の進歩は，高級所得層の間での達成である。社会経済的に低い地位にある集団では健康状態の立ち遅れが続いている。例えば，収入所得が最高の世帯の65歳の白人男性は，最低の収入所得の世帯の同年齢の男性に比べて，3年以上長生きすることが期待できる。慢性疾患によって活動が制約されていると答えた人々の比率は，収入所得が最低の世帯層では，収入所得が最高の世帯層の3倍であった。

人種の多様性は，米国の最大の資産のひとつであるかもしれないけれども，同時に健康増進のための難問の代表格でもある。ヘルシーピープル2010の課題は，年齢，性別，人種，もしくは民族，収入，教育，地理的所在地に関係なく，すべての地域社会のすべての人に対して，等しく健康を増進する包括的な医療・健康管理システムを利用できるようにすることである。

5．ヘルシーピープルの展望

米国において，ヘルシーピープル2010に関するこれら2つのターゲットの進捗は，28の重点領域によってモニターされている。これらの重点領域の中の2つは：

・栄養と過体重
・肉体的活動と運動による健康維持（フィットネス）　である。

ヘルシーピープル2010の重点領域に含まれるテーマは，個人と地域社会の健康を決定する多様で決定的な影響を反映している。例えば，個人の行動や環境因子は，米国における約70％の早期の死の原因となっている。政策の立案と施行および健康の決定要因に対して効果的に対応した予防的介入によって，疾病による重荷を軽減し，生活の質を高め，寿命を長くすることができる。

集団の健康状態を理解するためには，健康の決定要因の因果関係をモニターし，評価することが必須である。主要な死亡原因は，疾病や怪我，暴力やその他の環境因子，医療保健施設が利用できなかったり，不便だったりすることが混ざり合った結果なのである。主要死亡原因は，米国の国全体としての健康状態を説明するものとしてしばしば使われる。過去100年間で，主要な死亡原因には劇的な変動があった（表3）。1900年においては，米国および世界中で，感染症が猛威をふるっていた。1997年までに感染症の多くは制圧され，また人口の高齢化によって，慢性病が主要死亡原因のリストの最上位にきた。

ヘルシーピープル2010のターゲットと目標を達成するための進捗状況をモニターするために，10個の主要健康指標が定められている（表4）。こ

表5. 栄養目標19.1——健康な体重である成人の割合を増加させる

20歳以上の成人	男女合計	女性	男性
合　計	42%	45%	28%
20～39	51%	55%	48%
40～59	36%	40%	31%
60歳以上	36%	37%	33%

目標：60%，基準線：42%。
資料源：ヘルシーピープル2010。

表6. 栄養の目標19.3——過体重と肥満の子供と成人の割合を減少させる

	子供と10代の若者
アフリカ系米国人	14%
白人	11%

目標：5%，基準線：11%。
資料源：ヘルシーピープル2010。

れらの主要健康指標は，21世紀初頭の米国の主な健康関心事を反映するものであり，行動を起こさせる力，進捗を評価するためのデータとしての有効性，および公衆衛生上の課題としての重要性を基に選択されている。

　ヘルシーピープル2010に含まれる栄養目標は，健康的な食事を奨励すること，および食事に関係した慢性病のリスクを低減することである。例えば，健康的な体重である成人の比率を42%から60%に増加させる特別な目標がある（**表5**）。米国の成人で60歳以上の人々は，他の年齢層に比べて健康的な体重の基準から大きくはずれている。同様に，子供と青少年に関する特別な目標が存在する（**表6**）。子供と10代の若者における目標は，過体重と肥満の比率を全体の基準である11%から，5%未満に低減することである。さらに**表5**と**表6**のような目的に加えて，健全な保健分野での成果に寄与することを目的とした発展的な目標がある。例えば，学校で摂取する食事やお菓子が，よい食生活全般に寄与しているような子供や10代の若者の割合を増やすことである。これは，健康的な生活習慣を奨励する，より包括的な戦略の一部である。

6．結　論

　ヘルシーピープル2010は，米国において健康を増進させるための意欲的な健康計画である。成功するには，国として向かい合うべきいくつかの課題がある。はじめに，国，州および地方レベルで，創造性を獲得する必要がある。健康な人々に健康的な生活習慣を奨励するには，幅広いアプローチが必要である。パートナーシップは，ヘルシーピープル2010にある意欲的な課題を達成するための鍵となる。最後に，これまで以上に，より有効的に研究を行動へと結びつける努力が必要である。国として努力することによって，全国民の生活の質を改善させることができる。

（訳／米久保明得）

第1章 世界の健康増進政策「概要と進行状況」

地域における健康施策の成功例

石 津 政 雄*

　大洋村民の最も関心の高かった健康づくりの展開を図って，今年で15年を迎えることになった。高齢化は，当時（1989年）予測したよりも速いスピードで進んでいる。今や高齢化率28%の超高齢社会となり，それに伴う医療費や介護費の増加は村民の負担増はもとより村財政をも圧迫する地方行政の大問題である。こうした問題を解決する糸口として，さらには人類の願望である健康寿命の延長を図るべく健康諸施策を試みてきた。

　"超高齢社会に向けた大洋村の健康づくりへの挑戦"の名のもとで次に掲げる施策を展開してきた。

　1．伝統的な盆踊りを運動生理学的な視点に立って，エアロビクス的な効果が得られるように工夫した（1989年から）。つまりウォームアップ，本運動，クールダウンになるように運動強度を配置した一連の踊りを実施した。

　2．"とっぷ・さんて大洋"という運動施設を設立（1992年）した。この施設は太平洋を望む風光明媚な場所に位置し，でき得る限り自然環境と一体感を感じられるような工夫をした。

　施設の内容は温水プール，トレーニングルーム（ストレッチ，ウエイト，有酸素運動の実施），陶芸小屋，温泉浴槽，馬場，コテージなど多目的な運動施設である。

　この施設で高齢者から子供に至る全村民が科学的に裏づけられたマニュアルによってトレーニングを実施している。

　3．高齢化率の高い本村においては高齢者の健康づくりが緊急の課題であったため，特に高齢者の健康づくりを施策の中心に据えた。1998年からは科学的な根拠を求めながらの展開を図るために筑波大学や東京大学といった諸研究機関と連携して社会科学的・スポーツ医科学的方法を用いた研究・実践に力を注いできた。特に1999年からは「高齢者における生活機能の維持・増進と社会参加を促進するための地域システムに関する研究」（文部科学省科学技術振興調整費）を進めてきた。

　本プロジェクトは高齢者の大部分にあたる自立

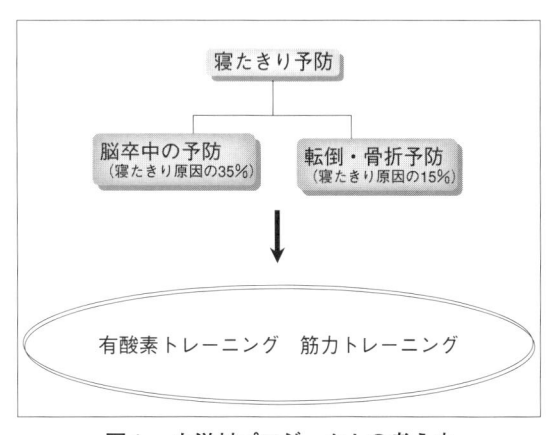

図1．大洋村プロジェクトの考え方

*茨城県鹿島郡大洋村村長

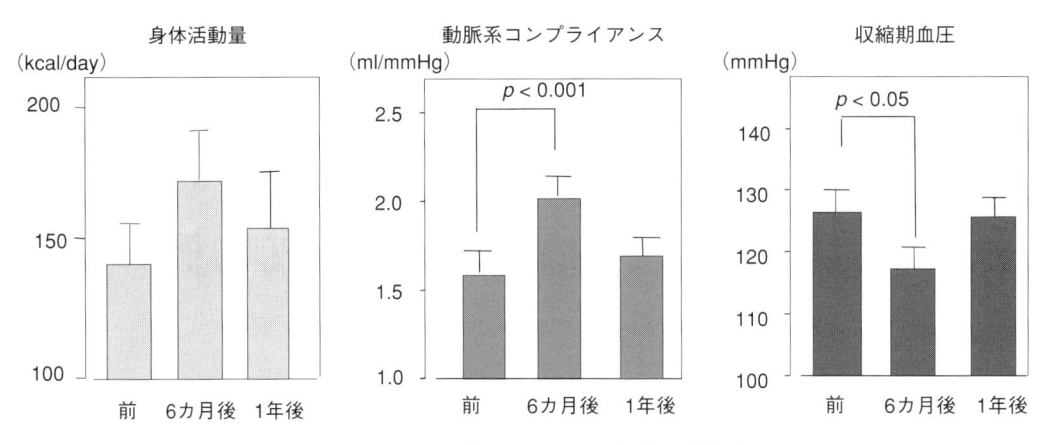

図2. 身体活動量の確保が動脈の柔軟性を増進する
週2回，1回60〜90分。

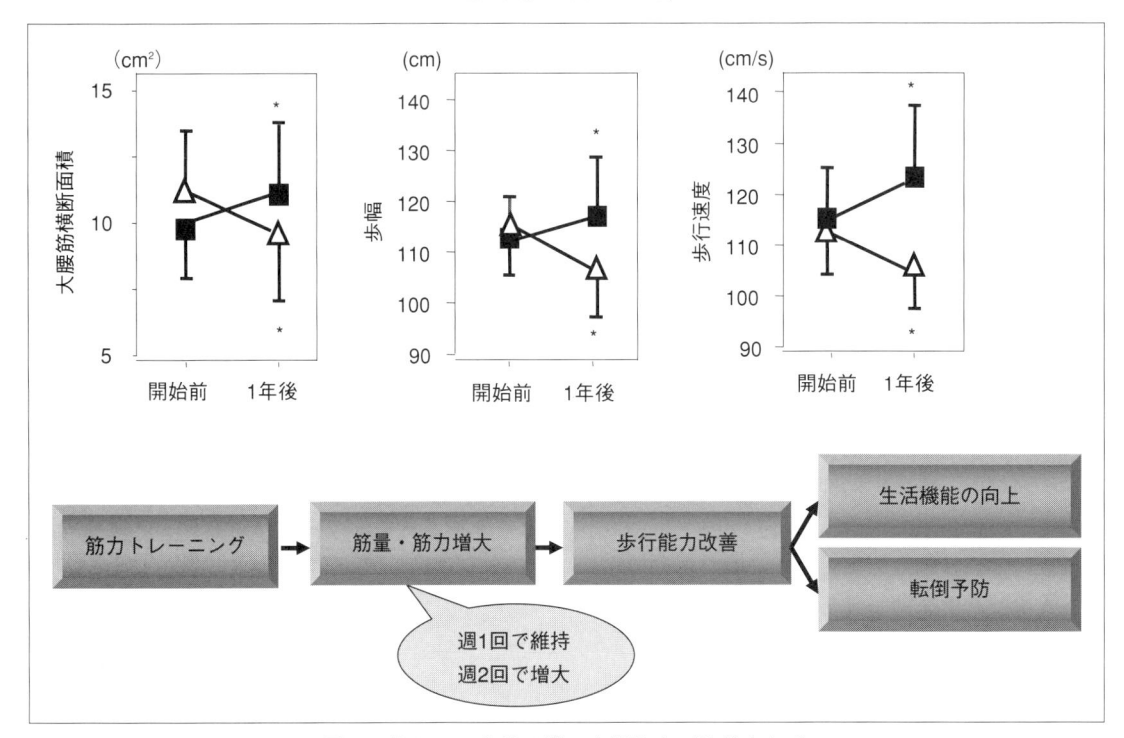

図3. 筋トレにより日常の歩行能力が改善される
平均年齢；67±5歳，＊：$p<0.05$ vs. 開始前，■教室参加者：$n=19$，△教室非参加者：$n=9$。

層の健康増進に着目した。特に高齢者が"寝たきり"になる原因の約半数を占める脳卒中と転倒・骨折の予防法の開発に主眼を置いた。そのため，科学的に確認された運動プログラムを実施し，その効果を定期的に検証することの繰り返しを行ってきた。図1のようにである。

4．脳卒中の予防には適切な栄養摂取と運動が効果的であることは言うまでもない。特に，運動することによって動脈系コンプライアンスを高めることと収縮期血圧を下げることは脳卒中予防に大きく貢献する。実験の結果は図2が示すように運動をすることによってその効果が認められた。

5．転倒・骨折は骨粗鬆症は言うまでもなく，特に歩行が上手に行われないこと，すなわち，"つまづき"によって起こることが大である。つまり，下肢の筋力が衰えることが原因である。

下肢筋量の測定を行った結果，大腰筋が歩行に大きくかかわっていることが明らかになった。そ

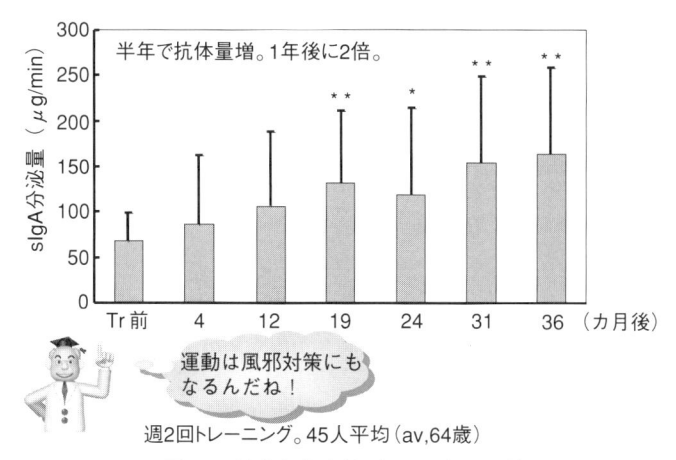

図4．運動と免疫能（風邪引き予防）
＊：$p<0.05$，＊＊：$p<0.01$ vs. Tr 前，$n=20$（男性10名，女性10名；$66.9±5.4$歳）。

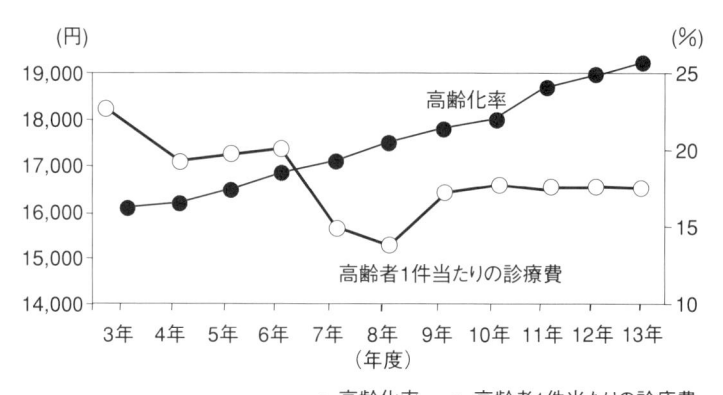

図5．大洋村の老人医療費（通院費）の推移（大洋村役場調べ）

こで，従来においては高齢者の運動プログラムにはほとんど取り入れられなかった"筋力トレーニング"を実施し，その効果を確認した．図3に示すように高齢者であってもトレーニングをすることによって大腰筋の横断面積は増大するし，歩行パフォーマンスを決定づけるであろう，歩幅と歩行速度にも相関することが確認された．つまり，大腰筋を中心とした下肢の筋肉を増強することにより高齢者の歩行が大きく改善されるということが明らかになった．

6．抵抗力の減少している高齢者の自立にとって免疫能も無視できないものである．特に，"風邪引き予防"が肝心である．そこで，トレーニングをすることによって，免疫能が高まるかどうかに注目した．その結果が図4である．トレーニング前と比較するとトレーニングを継続することによって免疫能が高まっていることが確認された．

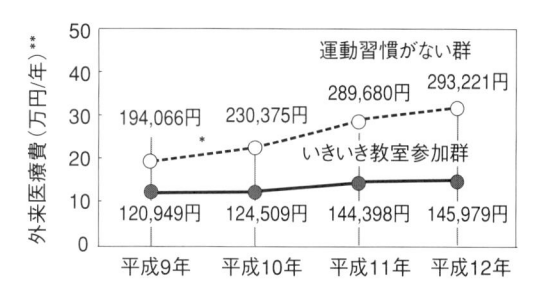

図6．健康教室の実施は参加者の医療費削減効果をもたらす
＊：$p<0.05$，＊＊：歯科と食事療養費を除く．

このように，高齢者が自立するために必要な体力を高め，かつ寝たきりを予防するためのさまざまな実践，研究を繰り返しながら進めてきた．その結果として医療経済にどのような効果が表れるかもわれわれの最大の関心事であった．

7．日常的な老人医療費全体（通院費レセプト1枚当たり）を見ると，図5に示すように全体と

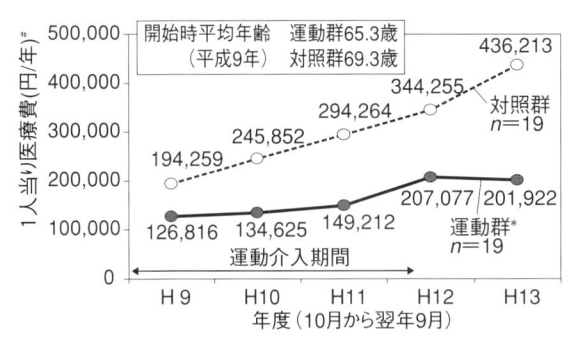

図7．運動群と対象群の医療費の推移
＊：平成9年10月から平成12年12月まで運動を続けた．
＃：歯科，食事療養費，老人施設，訪問看護を除く．

しては高齢化率とクロスするように右下がり傾向になっている．

特にトレーニングを続けている高齢者群とそうでない群の医療費の差を表しているのが図6（外来医療費），図7（外来・入院医療費）である．いずれもトレーニング群のほうが非トレーニングよりも低く，年を経るごとにその差が増大することが確認できるであろう．

以上のように，本村での健康づくりプロジェクトの研究・実践を進めてきた結果，1）高齢者の生活機能の維持・向上を図るための具体的な運動プログラムの作成，2）医療経済的効果，などいくつかの成果を得ることができた．

これらの成果から言えることは，地方自治体が科学的方法を導入することにより，健康づくりの新しい地域システムを構築することが可能であり，特に少子・超高齢社会を迎える21世紀にあっては大きな利点があることが示唆されたと考える．

第 2 章
生活習慣病予防と健康増進プログラム

第2章 生活習慣病予防と健康増進プログラム

肥満にならない健康な人々の国家を築く
～シンガポールの例～

チャン・ヤム ヨック イン*

1．はじめに

シンガポールは陸地面積683平方kmで総人口416万人を有する都市国家である。国民は主に3つの人種から成り立っている。中国系（77％），マレー系（14％），インド系（8％）である。

シンガポールは過去30年以上にわたり，非常な社会経済の発展を経験した。1970年から2001年の間に，1人当たりの国民総生産（GNP）は22倍の増加を記録し，923米国ドルから20,892米国ドルとなった。

2．シンガポール国民の健康状態

シンガポール国民は今日，健康なよい状態を謳歌している。乳幼児死亡率は，戦前は1,000のお産のうち，80の高値であったが，2002年には2.9に減少した。標準的なシンガポール国民の出生時における平均余命は1957年には62歳であったが，現在では79歳である。

シンガポール国民の栄養状態もまた改善されてきた。栄養不足はもはや公衆衛生の課題ではない。それに代わって，栄養過多とそれに関連した健康問題が重大な関心となってきた。

今日，死亡原因の第1位は慢性非伝染性生活習慣病である。癌，心臓血管病はシンガポール国民を冒す重大な病気である。それらはすべての死因の60％を超えている。生命にかかわる病気の傾向の変化につながる要因は経済発展であり，生活水準の向上，教育水準の向上，家屋の改良，衛生環境，総合的な予防接種，疾患監視プログラムである。

3．健康の増進

1）国民健康政策検討委員会

行動におけるリスク因子，例えば座りっきりの生活習慣，不健康な食事，肥満，喫煙とストレスは慢性生活習慣病につながっている。このようなリスク因子は，健康的な生活習慣の実践を通して減ずることができる。

1991年，国民健康政策検討委員会は健康管理サービスの政策的見直しに着手した。委員会は健康への長期にわたる投資に対する最大の見返りを手にするための戦略として，健康増進と疾病予防を推奨した。シンガポール政府は，自分の健康を守る責任についての個人の役割を強調した，活力ある，そして強力なプログラムを始めることを促された。

*シンガポール健康増進会議

2）国民健康生活習慣プログラム

1992年に，国民に健康生活習慣の必要性を教育するため，健康的な生活を支援する社会的，そして物理的な環境を作り出すため，さらに，これらの企てへの参加を社会的に育成するために，国民健康生活習慣プログラムが始められた。規則的な運動，健康的な食事，禁煙，そしてストレス管理が4つの健康生活習慣の柱として奨励された。

1996年，健康生活習慣活動において，公的支援の基礎を広め，より広い地域社会的な参加を得るため，健康生活習慣市民委員会が結成された。委員会のメンバーは公営企業，私企業，地域団体，雇用主，労働組合，専門家グループの代表から成っている。

国民健康生活習慣プログラムは4つの主たる生活習慣活動，すなわち規則的な運動，健康的な食生活，禁煙，ストレス管理の促進に対して，多角的，多方面からのアプローチを採用している。

① 体育活動

1992年に国民健康生活習慣プログラムが開始されて以来，体育活動は大規模に促進されてきている。主たる教育的メッセージは，少なくとも20分の規則的な運動を週3回，これが心臓血管の健全性にとってよいということである。過去10年，いくつかの日常的にできる運動が市民に奨励されてきた。GSW（Great Singapore Workout）という運動は，若年者にも高齢者にとっても，ゆっくりとした運動強度の低い有酸素運動であり，1993年に紹介された。この運動は，最も多人数で行われた有酸素運動として，ギネスブックに1993年および1995年に記載された。もうひとつの運動（Work Fit）は，働く大人のために特別にデザインされたもので，よく知られたスポーツの動きを真似ており，2001年に奨励された。2003年には，ファンフィット（fun FITT）がフィットネスの楽しみを明らかにするために紹介された。

A.C.T.I.V.E.（さまざまな体育活動における全企業/地域社会の連帯；All Companies/Communities Together In Various Exercise）デーは，体育活動の重要性を知らしめ，職場や地域社会に，規則的な運動を推進するための組織づくりを奨励するために始められた。ACES（All Children Exercise Simultaneous）デーも同じように積極的に学童を対象とした運動の日である。

体育活動へのより多くの参画を促進する戦略として，スポーツの技量を教えること，そしてそれを支援する環境を整えることが含まれている。今日，多くの公園やそれらをつなぐ道がこの島の中にあり，インラインスケート，ジョギング，サイクリングといった活動のための地域が設けられている。

② 健康的な食事

栄養に関する公的教育も実施中である。主たるメッセージはバランスよく食べ，脂肪，特に飽和脂肪酸を含む脂肪の摂取を減らし，食塩とナトリウムを減らし，果物や野菜の摂取を増やすことである。

1998年に示された国民栄養調査では，1/3のシンガポール人は脂肪の摂取が過剰であり，その脂肪のほとんどが飽和脂肪であった。また，食塩は10人のうち9人までが，1日推奨摂取量を超えていた。そして，28％のみが推奨される量の果物や野菜を食べているに過ぎないことが示された。この国民健康生活習慣キャンペーンは2001年ならびに2002年には，高血圧のリスクの低減と卒中予防のために，国民が食塩とナトリウムの摂取を減らすよう焦点を合わせた。"2＋2活動"すなわち2皿の果物と2皿の野菜を毎日食べることが提案され，奨励された。

国民の健康的な食事の推進は次のように行われている。

① より健康的な食品を選ぶことが可能であるということの推進。
　－調理済み食品を提供する食品店でのプログラムの要求。
　－レストランや仕出し業のプログラム。
② 売り場での栄養情報を提供することの推奨。
　－包装された食品では，より健康的な選択ができるように，記号や栄養情報の紹介などの栄養表示をする。
③ 食品製造業者と共同して，食品中のナトリウム含有量を低減する。
④ 公的教育。
　－マスメディア，個人の活動，ホームページ，

印刷物。

③ 喫煙制限

シンガポール政府は国民の喫煙率を減らすということを堅く決意している。喫煙者のいない国家：シンガポールを作るため，1970年代に喫煙制限プログラムが実施された。公的教育，立法，タバコ税，喫煙をやめるための業務といった包括的な組合わせによる戦略が採用されている。立法措置の中には，18歳以下の子供の喫煙禁止，タバコの包装への健康被害の強制表示，タバコ製品の販売の規制が含まれている。このような多角的な戦略により，1992年では18％であった喫煙率が，2001年では14％に低下した。

④ ストレス管理

うつ病，不安症，精神分裂症がシンガポールにおける主な精神疾患である。これらの罹患率はそれぞれ8.6％，9.3％，0.75％である。2001年には精神疾患の早期発見と治療の重要性が認識され，精神面の健康を増進するために，精神健康教育プログラムが開始された。

3）職場における健康増進

シンガポールでは大人とみなされる人口，すなわち15歳以上のうち，64％が労働人口に入っている。職場は健康生活習慣を促進する，優れた場所として捉えられている。期待される健康的な結果を達成するための包括的職場健康増進プログラムが，より多くの職場で推進されるように，ひとつの枠組みが施行された。その枠組みでは，健康生活習慣の採用を奨励し進行させるため，それぞれの企業の従業員を，健康促進員と主たる原動力として利用する。促進員と管理者は，職場での健康生活習慣を導き促進するための知識技量を身に付けさせるためのトレーニングコースに出席している。

1999年，H.E.A.L.T.H（Singapore Helping Employees Achieve Lifetime Health）賞は，推奨に値する職場健康増進プログラムを実施した職場に対し，国家的な表彰として始められた。賞を得るには，作業環境が健康的であり，健康増進活動とプログラムが職場で実行され，それによって組織が従業員の健康によい環境を作り出さなければならない。

4）学校での健康増進

TAF（Trim＆Fit）プログラムは，教育省によって国民健康生活習慣プログラムと同時に1992年に始められた。TAFプログラムは学校児童の身体的健康を改善し，肥満のレベルを下げることを目的としている。このプログラムは，そのターゲットを小学校から大学入学前のすべての生徒とし，健康生活習慣を実現するために適正な栄養と食事の助言を伴った適切な体育活動を重要視している。

そのプログラムには，生徒に適正な栄養について教えることと，ゲームやスポーツといった体育活動に参加する，より多くの機会を与えることが含まれている。親は子供のTAFプログラムへの参加の情報を知らされ，学校は教育的な会議を親のために開かなければならない。加えて，学校の売店で健康的な食品や飲料（ブリックス8あるいはそれ以下）を売り，すべての学校に水飲み場を設け，より健康的な食品を生徒が選択できるようなグリーンラベルシステムの実施，屋外運動場と運動器具の用意など，学校環境を整えることを定めている。学校はすべての生徒の身長体重測定を年2回実施し，年度ごとに体力測定を行う。健康を教えること，すなわち運動，健康的食事，喫煙，精神的健康やエイズについて教えることは，小学校から大学入学前レベルのカリキュラムに健康教育，体育教育，家庭科，科学教育やアドバイスという形で組み込まれている。

2001年以来，チェリッシュ（CHERISH）賞が学校全体の健康増進の努力に対して与えられるようになった。

学校は生徒と教職員の健康，学校の特質と環境，また学校の地域社会との連携を考慮に入れて，全体的に健康を促進するように勧められている。

4．前進の継続

急速に高齢化が進んでいる社会として，これから先も慢性病はシンガポール国民の主たる病因となり続けるだろう。肥満は，いくつかの慢性的な変性を伴う疾病の重要決定因子となっており，懸念される速さで蔓延している。肥満が危険である

との認識を高めることと，肥満抑制のプログラムを実施することが緊急の要件となっている。健康的な食事と体育活動の分野において，主要な障害を認識することと，これらの障害に打ち勝つための新しい，そして革新的なアプローチと戦略とが，将来の課題となるであろう。

（訳／駒井　強）

第2章 生活習慣病予防と健康増進プログラム

ILSI-PANプロジェクト研究
生活習慣病予防を目的とした職域保健支援プログラムの開発
～6カ月間のプログラム介入効果～

荒尾　孝*

1．研究の背景と意義

　最近のわが国では，虚血性心疾患や脳卒中といった動脈硬化性疾患は悪性新生物と並ぶ2大死亡原因であり，その予防対策は極めて重要な課題である。特に，中高年者においては，約3人に1人がこれらの疾患につながる何らかの異常所見を有する状況にあると報告されている。したがって，これらの疾患の予防対策としては，中高年者に対して，高血圧，糖尿病，高脂血症，肥満といった疾患発症の危険因子の改善と予防を図ることが重要である。これらの危険因子の発現には運動・身体活動および食生活といった生活習慣が深くかかわっていることが明らかになっている。したがって，運動・身体活動や食生活などの生活習慣を改善し，長期継続することがこれらの疾患の発症を予防するうえで有効と思われる。しかしながら，長い生活の中で形成された生活習慣を変容・継続させることは容易ではなく，健康管理の現場では十分な効果を上げていない状況にある。そこで，中高年齢者に対する健康診断の推進とその結果に基づく"望ましい生活習慣の実践"のための有効かつ効率的なプログラムを開発することは，職域健康管理のみならず，社会経済的にも極めて大きな意義を有することになる。

　われわれは職場での健康診断の結果，事後指導が必要とされる中高年労働者に対して，運動と食生活の改善によって生活習慣病の危険因子を改善することを目的とした保健支援プログラムを開発した。本研究では，この開発したプログラムを用いた6カ月間の介入によって運動・食生活の行動や生活習慣病の危険因子に対していかなる改善効果をもたらすかを明らかにすることを目的とした。

2．研究方法

1）研究対象者とその割付け

　食品製造関係の2つの企業に勤務する40歳以上の男性で，1年以内の健康診断で以下の採択基準の1項目以上に該当し，研究に対するインフォームドコンセントが得られた187名（Aグループ 91名，Bグループ 96名）を対象とした。対象者の採択基準は肥満（BMI：25以上），高脂血症（総コレステロール：220mg/dL以上，中性脂肪：150mg/dL以上），高血圧（収縮期血圧：90

*(財)明治生命厚生事業団体力医学研究所

mmHg 以上，拡張期血圧：140mmHg 以上），耐糖能異常（空腹時血糖：110mg/dL 以上）とした。また，除外基準は，医療施設で治療を受けているもの，医師により本プログラムへの参加が不可と判断されたものとした。

対象者の実験群への割付けは，参加事業所ごとにAグループあるいはBグループのいずれかに割り付けるクラスター割付けを行った。Aグループは本研究班が開発したプログラムを用いた群（介入群）とし，Bグループは事業所で実施されている一般的な保健指導法を用いた群（比較群）とした。なお，両群とも介入期間は6カ月とした。

本研究における対象者に対する倫理的配慮については，昭和女子大学倫理委員会による承認を得た。また，本研究の対象候補者に対して，事前に研究の目的，内容，利益とリスク，個人情報の保護，参加の拒否と撤回について文章と口頭により説明を行い，参加への同意を得た。

2）介入プログラム

本研究で用いた介入プログラムは日常生活における身体活動量を増加させ，食生活の改善を図る（一次目標）ための支援を行い，それらの行動変容により生活習慣病の危険因子（肥満，高血圧，高脂血症，耐糖能異常など）の改善（二次目標）を図ることを目標とした。本研究では，このような目標を達成するための内容の異なる2つの介入プログラムを用い，それらの効果について比較検討した。

①　Aグループ（介入群）のプログラム

行動科学と健康学習の理論に基づき自己決定能力および自己管理能力の強化を図ることを目的とした対人プログラムと，職域および家庭での支援を目的とした支援プログラムにより構成されたプログラムとした。対人プログラムの主な内容は，各対象者が運動および栄養の専門家と個別に相談し，ベースライン調査およびセルフアセスメントの結果を基に，運動と食生活の実施可能な行動目標を対象者自身が決定する"個別目標の設定"と，運動と食生活の実践について毎月1回それぞれの相談員と約10分間個別に相談を実施する"個別相談"である。職域支援プログラムは，職域における健康づくり環境を整備し，支援体制を構築するために，運動では，①職域歩行コースの設定，②レッツ・ウォーク・キャンペーンの実施，③運動機材の整備，食生活については，①食堂の料理メニューのカロリー表示，②食生活や栄養に関する食堂での資料提供コーナーの設置とし，これらの中で運動および食生活についてそれぞれ少なくとも1つ以上を実施してもらうこととした。家庭支援プログラムとしては，家庭での健康づくりへの家族，特に配偶者（妻）の協力・支援を得るために，夫婦で一緒に実施する運動の設定，夫の食生活（特に夕食）に対する情報の提供，および運動と栄養に関する配偶者（夫）の実施目標の通知などとした。

②　Bグループ（比較群）のプログラム

一般的な事業所で広く実施されている指導的健康教育理論による個別保健指導型対人プログラムによるものとした。その主な内容は，健康診断，健康度測定，生活調査（Aグループと共通）の結果に基づき，保健師が各人の健康づくりプログラム（運動・食生活改善プラン）を作成し，提供するものである。介入期間中は個別相談はなく，自主管理とした。

3）評価項目

運動および食生活についての行動について，Transtheoretical Model による行動ステージを評価した。また，運動では習慣的な運動による消費エネルギー量を，食生活については食品群別摂取頻度をそれぞれ自記式質問紙法により調査を行った。

体重，血圧（収縮期，拡張期），血液生化学項目（血糖，HbA_{1c}，総コレステロール，HDLコレステロール，LDLコレステロール，中性脂肪，GOT，GPT，γ-GPT），および推定最大酸素摂取量（自転車エルゴメータによる4分間の最大下漸増負荷試験法）をそれぞれ測定した。なお，採血は空腹（朝食抜き）条件下で行った。

4）統計解析

プログラム開始時の参加者187名のうち，脱落者，採択基準非該当者，および除外基準該当者を除く145名（介入群 78名，対照群 67名）につい

て解析を行った。各群内における介入前後の変化は，対応のあるt検定を用いて検定した。さらに，両群間の変動差の検定には介入前後の変化量を従属変数，介入の有無を独立変数，および年齢と初期値を共変量とした共分散分析を実施した。解析にはSPSS統計パッケージを用い，統計的有意水準は5％未満とした。

3．結果と考察

1）プログラムへの参加・継続状況

6カ月間の介入期間中に本研究への参加継続が困難になった者は，介入群では6名（転勤 3名，脱落 3名），比較群では4名（転勤 3名，死亡1名）であった。したがって，転勤と死亡を除く者を途中脱落者とすると，介入群の参加継続率は96.6％，比較群では100％であった。介入群の個別相談への平均参加率は97.1％であった。また，介入群における家庭支援については，「今回の健康づくりについて奥さんと話をした」ものは83.8％，「健康づくりに対する家族の協力を得た」ものは87.8％といずれも高い割合を示した。一方，比較群では，提供された生活改善プランについて「理解できた」とするものは食生活については68.0％，運動については71.6％と比較的高い割合であったが，実際に「生活改善プランを実施した」ものは食生活では32.0％，運動では29.7％と低い割合を示した。

これらの結果は，従来の指導・提供型の生活習慣改善プログラムに比べて，行動科学や健康学習の理論を応用した新しい支援・学習型プログラムが企業労働者にとっては受け入れやすいものであることを示すものと思われる。そして，このことは生活習慣の改善を図る上では極めて大きな意義を有するものと思われる。

2）運動・食生活行動への効果

運動行動ステージは介入前では両群間に有意な差は認められなかった。介入前後においては，介入群では有意な（$p<0.01$）改善が認められたが，比較群では有意な変化は認められなかった。その結果，両群間の変化量には有意な（$p<0.05$）差が認められた。習慣的運動による消費エネルギー量は，介入前では両群間に有意な差は認められなかった。介入前後では，有意な（$p<0.01$）増加が介入群にのみ認められ，両群間の変化量には有意差（$p<0.05$）が認められた。

介入開始時における食生活行動ステージ別の分布には，両群間に有意差は認められなかった。介入前後で比較すると，比較群では変化がなかったが，介入群ではステージに有意な（$p<0.01$）改善が認められた。食品群別摂取量では介入開始時では納豆（$p<0.05$），ヨーグルト（$p<0.01$）は比較群が多く，果物ジュース（$p<0.01$）は介入群が多かった。介入開始時から終了時への変化は，比較群ではプラス項目に相当する野菜ジュースの増加がみられたものの（$p<0.05$），肥満，耐糖能異常，高中性脂肪血症を有する者にとってマイナス項目に相当する果物ジュースはむしろ増加した（$p<0.05$）。一方，介入群ではプラス項目に相当する納豆（$p<0.05$），野菜ジュース（$p<0.05$）が増加し，マイナス項目に相当するバター（$p<0.01$），肉（$p<0.05$），芋類（$p<0.01$），揚げ物（$p<0.05$）の減少がみられた。高血圧単独に対応するヨーグルトは増加した（$p<0.01$）。肥満，耐糖能異常，高中性脂肪血症を有する者にとってマイナス項目に相当する果物（$p<0.05$）は減少した。

介入群での運動および食生活に関する行動ステージの積極的な段階への移行は，介入期間中を通じて実施された定期的な個別相談により，対象者の健康問題や運動・食生活についての意識や態度，さらには支援環境などの行動変容にかかわる主要な要因が変化したことによるものと推察される。そして，このような運動と食生活の行動ステージの改善を反映して，介入群での習慣的な運動による消費エネルギーの増加や食品群別摂取量の望ましい変化として示されたものと解される。

3）生活習慣病リスクファクターへの効果

収縮期血圧は介入群では介入後に有意な（$p<0.01$）低下が認められたが，比較群では有意な変化はみられなかった。その結果，両群間の介入前後の変化量には有意（$p<0.05$）差が認められた。拡張期血圧においては介入群では介入後に有意な

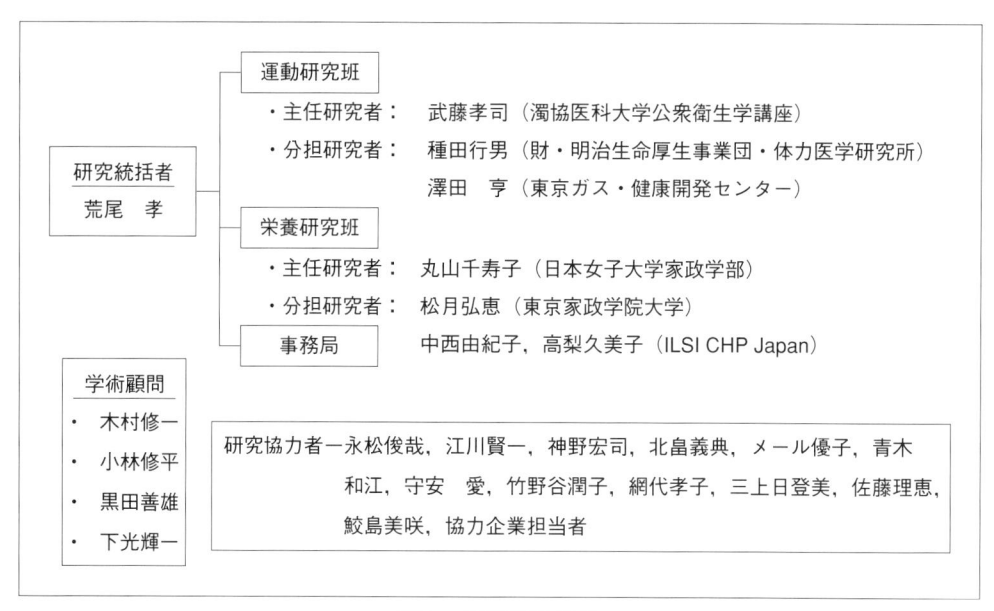

```
                    ┌─── 運動研究班 ───
                    │   ・主任研究者: 武藤孝司（獨協医科大学公衆衛生学講座）
                    │   ・分担研究者: 種田行男（財・明治生命厚生事業団・体力医学研究所）
                    │                澤田　亨（東京ガス・健康開発センター）
   研究統括者 ──────┤
    荒尾　孝        │─── 栄養研究班 ───
                    │   ・主任研究者: 丸山千寿子（日本女子大学家政学部）
                    │   ・分担研究者: 松月弘恵（東京家政学院大学）
                    │
                    └─── 事務局     中西由紀子, 高梨久美子（ILSI CHP Japan）

   学術顧問
   ・木村修一            研究協力者—永松俊哉, 江川賢一, 神野宏司, 北畠義典, メール優子, 青木
   ・小林修平                          和江, 守安　愛, 竹野谷潤子, 網代孝子, 三上日登美, 佐藤理恵,
   ・黒田善雄                          鮫島美咲, 協力企業担当者
   ・下光輝一
```

図 1. 研究班の組織

($p<0.01$) 低下が認められたが，比較群では有意な変化はみられなかった。両群間の変化量には有意な差が認められなかった。

体重は介入群（$p<0.01$）および比較群（$p<0.05$）ともに介入後に有意な減少を示したが，その変化量は介入群が有意（$p<0.01$）に大きかった。推定最大酸素摂取量は介入群では有意な（$p<0.01$）向上が認められ，比較群では有意な変化はみられなかった。両群間の変化量には有意な（$p<0.01$）差が認められた。

介入前後で有意な変化が認められた項目は介入群では血糖，総コレステロール，LDL コレステロール，GOT，GPT，比較群では血糖，LDL コレステロールのみであった。血糖値は両群ともに有意（$p<0.05$）な改善が認められたが，群間の変化量には有意差は認められなかった。総コレステロールは介入群では介入後に有意（$p<0.01$）に低下し，比較群では有意な変化がなく，両群間の変化量には差が認められるものの，統計的有意水準には達しなかった（$p<0.07$）。LDL コレステロールは介入群では介入後に有意（$p<0.01$）に減少したのに対して，比較群では逆に有意（$p<0.05$）に増加した。その結果，両群間の変化量には有意差（$p<0.01$）が認められた。GOT は介入群では介入後に有意（$p<0.01$）に低下した

が，比較群では有意な変化が認められなかった。両群間の介入前後の変化量には有意な差が認められなかった。GPT は介入群では介入後に有意（$p<0.01$）に低下し，比較群では有意な変化が認められなかった。両群間の変化量には有意差（$p<0.01$）が認められた。

介入群におけるこれらの変化は，体重の減少および最大酸素摂取量の増加といったことを考えると，運動および食生活の改善の影響を反映していることが推察される。すなわち，本研究で実施した個別相談により運動および食生活に関する行動変容が生じ，その結果として身体レベルでの適応的改善として多くの生活習慣病の危険因子に改善が生じたものと解される。

以上の結果を要約すると，全対象者では，統計的に明らかな改善が認められたのは介入群では 8 項目であり，比較群では改善が 2 項目，悪化している項目が 1 項目であった。これらのことから，本研究班（図 1）で開発した職域保健支援プログラムを用いた 6 カ月間の運動と食生活の生活習慣改善の介入は，従来の保健指導法に比べて，動脈硬化性疾患のリスクファクターを有する中高年勤労者の運動および食生活の行動を改善し，さらには生活習慣病の危険因子の改善により大きな効果を有するものと思われる。

第2章 生活習慣病予防と健康増進プログラム

介護予防のための健康増進プログラム
～地域高齢者における老年症候群の予防～

鈴木隆雄*

1. 緒言

わが国は世界で最も長寿の国となり、高齢者も増加の一途である。このような状況下で、高齢者の健康と自立を維持するための新たなパラダイムが求められている。わが国では2000年から介護を保険で賄うという新しい介護保険制度が開始された。

一方、言うまでもなく、介護を受けることなく自立と健康であることは誰でもの願いである。そのためにも介護状態となることを予防（介護予防）することが日本をはじめとする高齢社会では極めて重要かつ緊急の課題である。

高齢者には高齢期特有の身体的・精神的障害が発生し、しかもそれは容易に介護状態の原因となる。それらは、転倒、失禁、低栄養、生活機能低下、認知障害（痴呆）、口腔内不衛生あるいは足のトラブルなどであり、それらをまとめて老年症候群と呼んでいる。老年症候群は疾病と言うよりむしろADLを制限し、QOLを障害する、いわば高齢期の不具合である。このような不具合は（疾病のように）単一の原因ではなく、多くの要因を背景としている。したがって、このような老年症候群に寄与する危険因子を除外する研究とともに、実際に実用可能な予防戦略を立てることが必要であり、それによってすべての高齢者が健康な状態のもとに個人の尊厳と自立をもちながら人生をまっとうすることが可能となる。

老年症候群予防のための研究は、これが多様な危険因子から成ることから、多くの種類の調査すなわち、身体的のみならず心理的あるいは社会的な側面などさまざまな視点からの専門家による分析が必須である。

われわれは地域高齢者を対象とした、このような老年症候群のハイリスク者の早期発見・早期対応のために新しい健診システムを開発した。この高齢者の自立と健康維持のための包括的健診（お達者健診）について詳しく述べてゆく。

2. 介護保険と老年症候群

日本では2000年にまったく新しい保険システム、すなわち虚弱または障害のある高齢者へのさまざまな介護サービスを保障する目的に介護保険がスタートした。この介護保険では、さまざまな福祉サービス、在宅サービス、通所施設サービス、療養型施設サービスそして福祉用具利用サービスなどが提供され、障害のある高齢者は自分にあったサービスを選択することが可能であり、一方、そ

*東京都老人総合研究所

れらは国民全体の保険費用で賄われる。

しかし，言うまでもなく，できることならば介護の状態に陥ることなく，生涯健康で自立して暮らすことこそが万人の願いである。したがって，このような虚弱化や障害によって介護保険サービスを受けることなく自立して生活するための手立てを確立することが最も重要かつ緊急の課題となっている。

高齢者においては，この長期的な介護を必要とする状態（介護状態）となる原因は加齢に伴う心身の不具合である。このような不具合には転倒，失禁，低栄養，生活機能低下，痴呆，口腔不衛生，足のトラブルなどが含まれ，これらは一括して"老年症候群"と呼ばれる。

この老年症候群は疾病と言うよりもむしろ高齢者のADLの制限やQOLの障害といった加齢に伴う生活上の不具合であり，その原因も単一ではなく，多元的な要因が関与する。したがって，老年症候群の危険因子の解明とともに実際的な予防対策方法が要求され，高齢者の健康長寿のためには必須の検討課題となっている。

3．地域高齢者を対象とした介護予防のための包括的健診（お達者健診）

老年症候群が多元的な原因であることからその解決には身体的側面のみならず，精神的，そして社会的側面からも予防対策が必要となる。この視点から，われわれは地域高齢者を対象として，さまざまな老年症候群におけるハイリスク高齢者の早期発見と早期対応を目的とした包括的健診を行っている。このような高齢者の健康と自立を目的とした包括的健診（お達者健診）では，上述のように，単に疾病だけではなく，転倒，失禁，低栄養，認知機能障害（痴呆），生活機能低下などが効率よくスクリーニングされ，次いでそのような方々への効果的介入プログラムを提供している。

この健診の目的は，①健康状態の改復，②日常生活機能の改善，そして，③介護状態や寝たきりとならない究極の目的としている。

このような老年症候群の中でも，転倒は最も頻度高くよく遭遇する不具合である。東京都板橋区に存住する70歳以上の高齢者2,200名以上に対する"お達者健診"の結果からみても，女性で約20％男性で17％が最低1回年間に転倒を経験している。転倒により生ずる結果は男女でかなり異なっている。すなわち男性では約半数が「何もなかった」と答えているが，女性では約35％が「打撲・スリ傷」で最も多く，また骨折も11％（男性で4.9％）と，有意に女性において外傷が多発している。さらに女性において，転倒恐怖感を有するものは65％と男性（40％）に比して有意に高く，このような転倒恐怖感によって生活機能やADLなどの制限が認められた。いかに転倒を予防することが重要であるかを示すデータである。

4．老年症候群の予防──地域高齢者に対する無作為割付け介入試験による転倒予防の例

転倒は高齢者に最もよくみられる老年症候群のひとつである。われわれは転倒予防について地域在宅高齢者を対象として無作為割付け介入試験（Randomized Controlled Trial：RCT）を行った。介入期間は6ヵ月間であり，下肢の筋力，バランス筋力，そして歩行能力の改善により，それが1～2年にわたり実際に転倒発生を抑制できるかを目的とした。このようなRCTの結果，介入群では対照群に比較し，その後2年間にわたり転倒発生は有意に抑制（減少）していた。

今後のわが国におけるさまざまな老年症候群に対する有効なスクリーニング（お達者健診）と効果的介入プログラムの必要を示唆する重要な知見となっている。

第2章 生活習慣病予防と健康増進プログラム

活動的なアメリカ（America on the Move™）
～健康的な生活習慣を目指した共同体組織～

ローラ・M・シモンズ[*]

【要約】

　アメリカにおける肥満者数は25年で約2倍となり，増加が止まる徴候はない。アメリカ人は年1.8～2ポンド（0.82～0.91kg）体重が増加している。1日当たり摂取エネルギー量を100kcal控えれば（摂取エネルギーを減らし，身体活動を増加させれば），ほとんどの人で体重増加を防げるという研究がある。単一の目標を掲げた従来の健康増進策，すなわち健康にかかわる行動を変える試みは，肥満対策としては全く成功しなかった。なぜなら，各個人が食事を用意したり身体活動をしようと決意したりする時には，健康のためにという意識は，ほんの少しにすぎないからである。

　"活動的なアメリカ"（America on the Move™：AOM）は，体重増加に歯止めをかける社会変容を引き起こすための構想である。AOMの目標は，肥満の原因となっている現在の生活態度の改善を奨励し，同時に，改善した新たな生活態度を支援する土台を作ることである。AOMは，非営利団体の"健康的な食と活動的な生活を促進するパートナーシップ"（The Partnership to Promote Healthy Eating & Active Living, Inc.：PPHEAL）の最初のプログラムとして2003年7月に発表された。そして最初の2週間でメディアに大きく取り上げられ，アメリカ全体に広まっていった。

　AOMはまずコロラド州で試行されたが，そこでは，住民の多くはほとんど運動をしておらず，1日1万歩を歩くという単一の目標は，運動習慣のない人々にとって，あまりにも気をくじくものだった。2003年6月にAOMが行ったハリス世論調査では，13歳以上のアメリカ人は1日に5,130歩しか歩いておらず，また，年齢が高くなるにつれてさらに歩数が減少することが判明した。したがって，われわれは，参加者には個々に目標を設定するよう促し，1日の基本活動量に2,000歩上乗せするところから始め，徐々にその目標値を上げていくことが効果的であると考えた。

　AOMは，日常生活に適合した身体活動や食生活のわずかな変化を通して，人々がエネルギー摂取と消費の落差をなくせるよう，単純だが面白い手段と情報を提供している。また，AOMは包括的構想であり，多くの子供や大人のためのプログラムが開発され，職場（雇用者）や学校，コミュニティセンター，医療現場，宗教団体などに提供されている。AOMは4つの主要な経路を通して国民に提供されている。1つはウェブサイトで，プログラムとツールを無償で提供しており，各個

---

[*] The Partnership to Promote Healthy Eating & Active Living, Inc.（PPHEAL）常任理事

人は自分の進捗状況を知ることができる。2つ目は全国的なネットワーク支部による草の根コミュニティのプログラムで，州または大都市〔例えば，"活動的なバージニア（Virginia on the Move）"，"活動的なシカゴ（Chicago on the Move）"〕では，AOMコーディネーターはコミュニティのさまざまな分野でプログラムとイベントを実行している。3つ目は全国的な普及活動をしているパートナー（例えば，YMCAやAARP，政府系機関など）で，それらの団体はAOMと相乗的に働くような使命と全国的な組織を有し，AOMの統括の下でプログラムを発展させて会員に提供している。4つ目は，消費者相手の企業がスポンサーとなったサポートプログラムで，AOMプログラムに参加した消費者には報償が与えられるというものである。以上に紹介した経路から提供されるプログラムは，その効果および，AOMの最終的な目標に寄与しているかどうかで評価される。

1．背　景

アメリカの肥満人口はここ25年で約2倍となり，とどまりそうもないのが現状である。ランド研究所（Rand Institute）は，貧困，喫煙，飲酒よりも肥満のほうが慢性病に密接に関係していると報告[1]しており，また，肥満になることと20歳年をとることとは同じであるとしている。肥満者は非肥満者に比べ，医療や薬に多くの費用がかかる[1]。さらに，肥満はいまや喫煙に次ぐ短命の要因であり，もし現在の最悪とも思える肥満増加が続けば，喫煙をしのぐ短命の要因になるだろうと言われている[2]。30万人以上のアメリカ人が毎年肥満に関係する疾病で死亡しており[2]，アメリカは，肥満に起因する疾病の直接的な医療費に加え，疾病による生産性の損失などにかかわる間接的費用を含めると，肥満に関係する経費として毎年1,170億ドルを費やしている[2]。体重過多や肥満は，うつ病などの精神的疾病の増加とも関係している[3]。

1988～1994年に行われた全米健康栄養調査Ⅲ（National Health and Nutrition Examination Survey Ⅲ：NHANES Ⅲ）では，BMIが25kg/m^2以上の"体重過多"がアメリカの成人の56%であったのに対して，1999～2000年のNHANESのデータでは65%に増加し[4]，同様に，BMIが30kg/m^2以上と定義される"肥満"の割合は23%から31%に増加していた。世界保健機関（WHO）は体重過多を，全世界ではリスク要因の上位10のうちの1つ，先進国では上位5のうちの1つであると位置づけた[5]。世界的には，10億人以上の成人が体重過多で，3億人以上の成人が肥満である[5]。多くの国で肥満が劇的に増加しており，例えば中国における体重過多人口は1989年から1997年にかけて，女性で2倍，男性で3倍に増加している[6]。

2．エネルギー落差（摂取エネルギーと消費エネルギーの落差）の解消

平均的なアメリカ人では，1日当たりのエネルギー落差によって生じるエネルギーの蓄積は，15kcalと見積もられている。一方，1日当たりのエネルギーの蓄積を50kcalとすれば，体重増加の90%を説明できると言われている[7]。エネルギー貯蔵効率を50%とすれば，1日当たり80kcalくらいの余剰エネルギーの削減によって，多くの人はエネルギー落差を解消できる。エネルギー落差の解消は，摂取エネルギー量を減らすことと身体活動量を増加させることの組合わせによって実現可能である。科学文献では第一に身体活動量の増加に焦点を当てているが，それは次に述べる理由による。

・身体活動量の増加により1日のエネルギー消費量が増加したという信頼できるデータがある[8-10]。
・身体活動量の違いが体重増加量の差に関係している[11]。
・身体活動量は，低コストですむ万歩計を使用することで簡単に測定可能である[12]。

ヒルらは，NHANESや若年成人における冠状動脈疾患リスク進展の調査（Coronary Artery Risk Development in Young Adults：CARDIA[13]）の研究結果に基づいて，アメリカ人の体重増加率の分布と，全国的な体重増加パターンの維持に要する余剰エネルギー蓄積を試算した[7]。CARDIAの長期的研究によると，20～40歳の集団では，8年間の体重増加は平均14～16ポンド

(6.35～7.26kg) であり，NHANES における同世代の集団の横断的データでも同様であった。ヒルらは，8年間の体重増加率が直線的だとすると，20～40歳のアメリカ人における体重増加は平均で年1.8～2.0ポンド（0.82～0.91kg）だと推定している。またヒルらは，体重が1ポンド増えるのに要するエネルギーを3,500kcalとすれば，1日当たりのエネルギー蓄積の平均値は15kcalであり，また，90％のアメリカ人における1日当たりのエネルギー蓄積は50kcal以下であることが示された[7]。すなわち，摂取エネルギーを1日当たり50kcal減らせば，アメリカ人の90％において体重増加が止むことを意味している。

3．"活動的なアメリカ"（America on the Move™：AOM）の全体像，哲学，取組み方法

AOMは，社会変容を引き起こすプログラムであり，アメリカ人の年間1.8～2.0ポンド（0.82～0.91kg）の体重増加に歯止めをかけることを目指している。AOMは非営利団体の"健康的な食と活動的な生活を促進するパートナーシップ"（The Partnership to Promote Healthy Eating & Active Living, Inc.：PPHEAL）の最初のプログラムであり，AOMの目標は，現在の肥満傾向の流れを食い止めることができるように，生活態度の改善を奨励すると同時に，改善された生活態度を維持するための土台作りである。

AOMは体重増加をストップさせることにとりかかるよう，アメリカ人に次のように促している。
① 1日の歩行数 → スタート時点の基本歩行数に2,000歩を上乗せしたところから始めて，活動的な生活状態と言える1日1万歩を目標に，徐々に増加させる。
② 食べ物の選択 → 賢く食べ物を選択することでエネルギー摂取量を1日100kcal減らす。

AOMは，アメリカ全土の地域社会共同体と協働して，全国民の健康と生活の質を改善するための積極的な改革を目指している。AOMは以下の方法によりこれらを実践している。
・州支部の草の根ネットワーク形成とそれに対する支援。各支部は健康を増進するコミュニティの設立に努める。コミュニティは，単純かつ興味をそそる方法で各個人がもっと活動的になり健康的に食べるようになって，その結果として健康を維持・増進できるように支援する。
・社会環境やコミュニティのシステムおよび各個人の生活態度改善に必要な機能および支援体制を構築するため，国，州，市町村レベルの公共団体や民間団体と協働する。

AOMの哲学と取組み方法は以下の通りである。
・現在の体重過多や肥満の増加によって証明されているアメリカ人の不健康な生活の改善に対して，積極的で先見性のある方法で取り組む。
・体重や見た目ではなく，積極的に健康になるための選択肢と生活の質の改善に焦点を当てた健康管理を促進する方法を採用することで，すべての人の尊厳を尊重する。
・アメリカ全州にわたる地域コミュニティからの多様な出資者の創意，才能，公約を取り入れる。AOM支部は，公共団体・民間団体のそれぞれのリーダー，すなわち議員，健康関連団体，主要研究機関，公衆衛生機関，民間企業，メディア，直接的に消費者とかかわる企業などのリーダーが，アメリカが直面している健康危機を打破するための積極的解決策を，協働して作るよう奨励する。
・確かな事実に基づく情報を個人とコミュニティに効果的に提供し，その情報を基に，健康的な食と活動的な生活を実践することを，自分で選択できるようにする。
・日常の身体活動と食生活が健康に影響を与えるという概念を広めるように努める。
・多忙な日常にほんのわずかな変化を起こすことが健康的な生活への第一歩であるという意識を定着させる。そうすることにより，個人単位で改善への努力が継続でき，結果として健康になれば，各自の自信に繋がる。
・誰もがAOMの資料やシステムを簡単に利用できるようにする。

1）"行動するコロラド"
（Colorado on the Move™：COM）予備研究

2002～2003年にAOMの予備的研究として，コロラド大学健康科学センター内の栄養センターの協力の下，コロラド州で8カ月間の研究が実施された。研究開始に先立ち州全体で行ったハリス世論調査では，多くの州民の身体活動レベルが非常に低く，単一の目標を掲げると，いままで全く運動していなかった人にとっては気が遠くなるような目標になってしまうことが判明した。また，この州では1日当たりの歩行数が1万歩以下である成人が84％もいることが判明した。予備研究では，万歩計を使用して各個人の総合的身体活動量の測定と目標身体活動量の設定，14週間にわたる活動量のモニターが行われた。万歩計を用いた他の多くの運動プログラムでは，全体で単一の目標（通常1日1万歩）が設定されていたが，COMではスタート時の基本歩行数に1日2,000歩上乗せした目標を掲げ，各個人が目標を達成するよう奨励した。

COMの14週間の万歩計運動プログラムでは，当初ターゲットとする団体は州全体で10にも満たなかったが（例えば，学校，職場，市民・宗教団体），COMは急速に浸透したので，開始から8カ月で参加した団体は100を超えた。2003年5月には，COMは，特に少数民族に肥満の危険性を啓発するため，また，コミュニティが公的教育と生活改善を促進するためにパートナーシップを築いて資源の有効活用を図るために，100以上の組織と連携した。COMの万歩計プログラムを実行した団体は次の通りである。民間企業（建設業，マスコミ，保険会社など），コロラドの5つの学区の小・中学校，地方自治体（コロラド州の小・中規模の町），老人会，ガールスカウト，連邦政府機関（米国農務省，老人局），郡政府機関，健康課，宗教団体などである。予備研究期間中にCOMのウェブサイト，もしくはCOMに関係する団体を通じて10万人を超えるコロラド州民が万歩計を購入した。

2）ハリス世論調査の結果

アメリカの成人の少なくとも60％は，合衆国政府が推奨している1日30分の中程度の強度の運動を行っていない[14]。AOM実施に先立ち，アメリカ人の身体活動，特にウォーキングと食事摂取の状況と1日の基本活動量を把握するため，2003年6月にハリス世論調査が実施された。ハリス世論調査は，アメリカ人の生活態度や行動にAOMが効果的かどうかを検証するために毎年実施される予定である。

ハリス世論調査でわかったことは以下の通りである。

・13歳以上のアメリカ人の1日の平均歩行数は5,130歩である。
・1日の平均歩行数は加齢とともに減少する。50代では4,424歩，60代では3,876歩である。
・アメリカ人は1日の7.7時間を座って過ごし，4時間をテレビを見たりコンピュータゲームをして過ごしている。
・88％の人が，時間や意欲が主な理由で非活動的になっていると答えた。
・活動的な人は非活動的な人に比べて，脂質やエネルギーの低い食べ物を多く摂取しようとしていると答え（43％対30％），野菜や果物も多く摂取しようと努めていると答えた（60％対51％）。
・非活動的な人は活動的な人に比べて週に3回以上外食する割合が高い（46％対39％）。
・1日当たり100～199kcal摂取エネルギーを減らせば体重増加が抑制できるという事実を15％の人しか信じていない。
・13歳以上のアメリカ人10人のうち9人（90％）が，ウォーキングは身体活動量を増加させる手段としてよい，または大変よい，優れていると信じている。61％の人は大変よい，または優れていると思っている。また，活動的な人も非活動的な人もウォーキングは素晴らしい，または大変よい手段であると考えている。

3）社会変容の開始

AOMを計画する際，他の社会変容モデルで学んだ教訓を参考にした[15]。それらを表1に示す。身体活動と栄養の改善を導くような社会変容が

表1.

①	危機	ある課題を危機として認識することが重要である
②	科学的根拠 （研究，データ，証拠）	一般市民を誘導し，行動変容を起こさせることは決してやさしいことではない。人々に事実を提供して自ら選択できるようにすることが解決策のひとつとなりうる
③	経済	経済的問題は危機感を持って取り組むべき課題である
④	点火栓	人々が社会変容を引き起こす。変容は人々の行動の結果である
⑤	提携の進展	ネットワークを動員して共通の目標と目的を掲げている人々を巻き込む
⑥	支持	メディアの支持は政策変化をもたらす重要な要素である
⑦	行政の関与	危機的状況では，人々は任命・選出された行政の指導者が解決策を推進し有効な戦略を提唱することを期待する
⑧	マスコミ	人々の心を動かし，認知度をあげ，世論に影響を与える
⑨	環境/政策の変化	政策と環境の変化は組織的な変化をもたらし，持続させる
⑩	計画	現在の健康危機に対して単一的な解決策はなく，相乗効果を有する解決策を計画する必要がある

急務であることを認識し，AOMは10項目の基本方針を打ち出している（表1）。

① **危機**：国家的危機は社会変容の点火栓となる[15]。AOMは，体重増加をストップするのに役立つ解決策を人々に提供することで，体重過多や肥満の危機に直接的に取り組もうとしている。

② **科学的根拠**：社会変容活動は，人々が自ら選択できるように，信頼できる科学に基づいていなければならない[15]。AOMは予備研究のCOM以来，科学に基づいており，現在進行中のプログラムデザインにおいて各種専門家の力を借りている。

③ **経済**：食と身体活動に影響を及ぼす経済についての理解をより深めることが不可欠である。経済は環境的影響力とリンクしており，食と身体活動に影響を及ぼす。J・ミッチェル・マックジーニスは（健康増進で）成功するには，知識を与え，やる気を起こさせる指導者たち，変化を促進する経済的誘因，そして未開拓分野を切り拓く科学が必要であると言っている。そしてまた，経済的な促進誘因と阻害要因の潜在力が変化を引き起こす最大の好機になると言っている[16]。予防効果はドルで計算して数値化できるべきであり，促進要因は人々が行動を起こす手助けとなる必要がある[15]。この点においては，PPEHALは2003年4月に企業関係者，政府関係者，学識経験者を集めて，"食と身体活動習慣の経済"という会議を招集し，食と身体活動の経済的側面に対してAOMが取り組む手段としての枠組みを作った[17]。

④ **点火栓**：大規模な社会変容を起こすにはコミュニティを超えて活動を実行させる点火栓の働きが必要である。コミュニティリーダー（点火栓の例）はAOMプログラムを発展・実行し，AOMの調査を行い，身体活動と健康的な食行動を促進・サポートする策を考案する。

⑤ **提携の進展**：社会を動かし，変革を成功させるためには，共通の目標を持つ個人をまとめるネットワークを動員することが必要である[18]。AOMはアメリカ全土の連合体と協働しており，その結果，協働した連合体がAOMの支部になるケースもある。

⑥ **支持**：メディアの支持は政策変化を引き起こすのに重要となる。例えば，禁煙運動においてメディアの利用は最も効果的な戦略のひとつであった[19]。また，AOMは使命を推進しリーダーに影響を及ぼすため，国や州のAOM支持団体と協働している。

⑦ **行政の関与**：国，州，地域レベルで行政が関与して社会変容に一定の役割を果たさねばならない[19]。公衆衛生長官は，干渉と活動は，国・州・地方の活動を体重過多と肥満の問題に取り組む行為を触媒すべきだと述べている[20]。その点については，AOMは国レベルでは，保健社会福祉省（HHS）のトミー・トンプソン長官，農務省（USDA）のアン・ベネマン長官の支持を得ており，AOM支部は彼らの所属する州および地方自治体の支援と関与を受けることとなった[21]。

⑧ **マスコミ**：マスコミは食と身体活動の社会

文化的側面に影響を与えている[22]。メディアは，体重過多および肥満の防止に重要な役割を果たしており，食生活や身体活動習慣に及ぼす社会的および環境的影響について取り組んでいるコミュニティのメンバーに対して，効果的な公開討論の場を提供している[20]。活動開始1年目には，AOMはメディアを巻きこんだ大衆キャンペーンを実施した。最初のキャンペーンは2003年7月14日の活動開始の時になされ，ニューヨーク市の全国版衛星メディアツアーに組み込まれ，結果として，AOMに対するメディアインプレッションは2億以上となった。次の計画としては2004年3月に，ワシントンD.C.と10の支部マーケットでの大規模なメディアイベントがあり，各州でAOMを支持するように議員の関心を引くためのものである。

⑨　**政策/環境の変化**：政策と環境の変化が，組織的変化を引き起こしてその変化を維持していくキーとなる[22]。AOMは支部と協働し，個人の生活習慣の改善を支援する政策および環境の両方に変化をもたらし，それらを維持している。

⑩　**計画**：現在の健康危機は単一の取組みでは解決できないので，計画には相乗的に影響し合う多くの要素が入っているべきである[22]。「現在の肥満化の流れに歯止めをかけ，逆方向に導くには，アメリカ全土の個人やコミュニティが変化を起こし，同時に，政府，ボランティア，民間企業が効果的に協調する必要がある」[23]。AOMは，アメリカ全土の職場，学校，宗教団体などで国民すべてを巻き込む全国版のプランに着手している。体重過多や肥満が増加している現在の危機的情況に対して，パートナーやスポンサーとともに，全国レベルで改革を起こし，結果として，それらの団体とともに成長していくことがAOMにとって重要であると考える。

4）運用システム

AOMのターゲットは子供，ティーンエイジャー，成人，高齢者と幅広く，包括的構想のもとにプログラムを提供，実施している。AOMのプログラムは，個人に限らず，職場，学校，高齢者グループ，コミュニティセンター，メディカルセンター，宗教団体などの各団体にも提供されている。AOMは，主に以下の4つのチャネル，①全国的な普及活動をしているパートナー，②AOM支部，③ウェブサイト，④民間企業のスポンサーを利用している。

①　**全国的な普及活動をしているパートナー**：YMCA（キリスト教青年会：YMCAは家庭や各個人が必要とする健康・福祉サービスに対応することによってコミュニティの要求に応えている），AARP（AAAPはNPO組織であり50歳以上の人々の要求や興味に対応している団体），および政府機関が該当する。これらの団体はAOMの活動と相乗的な使命を持っており，AOMの包括構想の下にAOM本部と協働してプログラムを発展させ，各団体の支持者までAOMプログラムを浸透させる。このような普及パートナーは以下の役割を果たす：

・AOMの使命展開を手助けする。
・各団体のメンバーや支持者に草の根運動にアクセスする手助けをする。
・AOMと共同プログラムを作成する。
・AOMとともに参加者と成果の追跡調査を行なう。
・小さな変化でも積もり積もって大きな変化になるというAOMのメッセージを広める。

②　**AOM支部**：AOMのプログラムや活動内容は全国的な支部ネットワークを通じて伝えられる。支部ネットワークは州支部および大都市支部から構成されており，AOMの概念，ビジョン，取り組み方法をその地域で人々に伝えている。2003年には"活動的なバージニア（Virginia on the Move）"，"活動的なヒューストン（Houston on the Move）"，"活動的なペンシルバニア（Pennsylvania on the Move）"などが始まった。AOMは2007年までに，50州すべてに少なくとも1つは支部を有することを目標としている。各支部は，さまざまなコミュニティ（州政府機関，NPO団体，交通機関など）と共同作業できるコーディネーターを有している。各支部からは，参加者の追跡調査結果がAOM代表事務所にあげられる。また，初年度にはAOM本部から事業立ち上げ資金が各支部に提供されるが，その後は

それぞれの資金で運営される。

AOMは支部と協働し，個人が生活習慣改善を維持しやすくする環境作りを支援している。そのためにAOMは支部と協働し，図1に示すPPE-HALが作成した"身体活動と食行動を決定する枠組み"を利用している[15]。枠組みは個人の生活の中で栄養と身体活動に影響を及ぼす社会（すなわち，支部コミュニティ）のすべての要因を表現している。

枠組みによって，各個人の行動は幅広い内的・外的要因に影響を受けるということが認識でき，AOMの介入を計画する時にもすべてが検討される。枠組みで，中心部に近く位置する要因は個人レベルのもので，中心から離れていくほど社会的なものを表している。コミュニティ全体のレベルでの食と身体活動習慣の改善は，個人的要因に加えて，社会，文化，環境，政治など，できるだけ多くのレベルの枠組みを変化させる介入から生じる可能性が高い。

AOMプログラム浸透のために重要な領域は職場と学校である。なぜならば，1億人以上のアメリカ人は1日の大半を職場で過ごしているので，職場は各個人に対し健康的な生活態度の選択と維持を増進させるのに絶好の場となる[22]。また，子供たちが多くの時間を過ごす学校は，体重過多や肥満の予防のための健康対策を実施できる重要な場である。学校は健康的な食と身体活動の重要性を子供に指導し実践させる多くの機会を提供している[22]。職場での取組みは，健康教育と自覚を超えて職場の方針，職場の物理的・社会的環境，家庭や社会環境とのつながりにまで拡大した時に，最も効果を発揮することにAOMは気づいてい

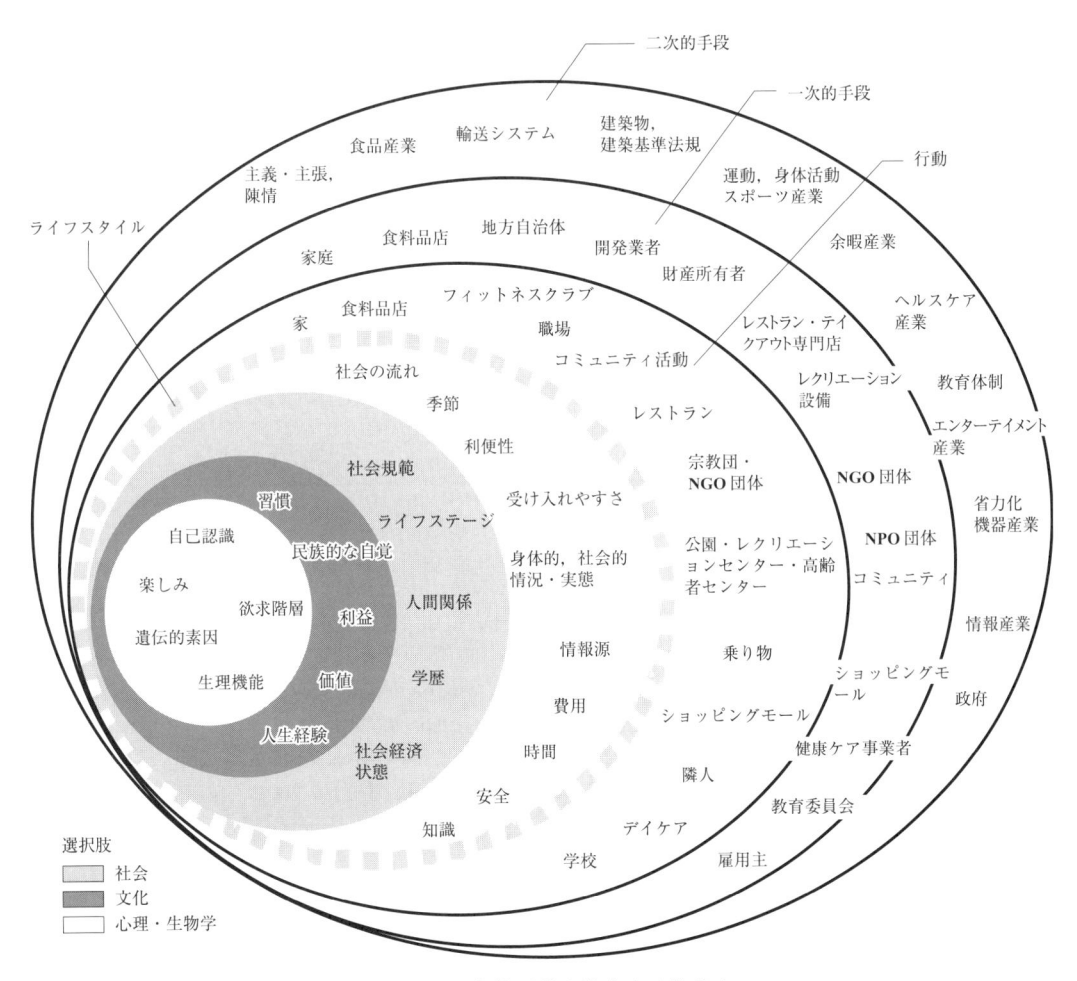

図1．食と身体活動を決定する枠組み

る[22]。このように，AOM の戦略は枠組みに示されている多くの環境に働きかけていくことである。

③ **ウェブサイト**：AOM はウェブサイト（www.AmericaontheMove.org）を通じて人々や団体を啓発している。ウェブサイトでは，プログラムとツールをグループ単位で無償提供しており，各個人やグループは自分の進歩状況をたどることができる。各個人には目標に対する進捗状況，毎日のヒント，やる気を起こさせるメッセージ，オンラインの双方向パートナーサポートが AOM からフィードバックされる。職場などの団体は，AOM のツールを用いて設定をカスタマイズして，グループとしての進捗をたどったり，記録したり，評価することができる。また，AOM のウェブサイトを会社のサイトに提携させて，登録コードを用いてグループとしてのレポートができる。

④ **民間企業のスポンサー**：AOM は消費者に直結した企業（人々はそこで買い物をする）や，宣伝とコミュニケーションなどのスポンサープログラムを通して啓発活動を行っている。スポンサーは，AOM のシンプルな変化のメッセージの普及を促されており，また，消費者に対しては AOM への参加と，より活動的で健康的な食生活改善の啓発を奨励している。また，スポンサーはより健康的な商品の選択肢を消費者に提供することによって，AOM に貢献している。

4．おわりに

結論として AOM は，全国的なコミュニティをベースにした構想であり，摂取エネルギーと消費エネルギーの落差をなくし，体重増加に歯止めをかけることを目的としている。日常の身体活動と食行動にわずかな変化を起こせるように，AOM は子供，大人を問わず情報とツールを提供している。AOM のコロラドでの予備研究は，参加者が個別の目標を設定できると，生活に変化を起こさせる傾向が強くなることを示した。ほとんどの参加者にとって，スタート時の基本歩行数に 2,000 歩を上乗せした目標は達成可能な目標であった。

AOM は社会を変容させる努力を通して，数百万ものアメリカ国民を啓発することを意図している。全米各地で開かれた健康的な生活スタイルへと人々を導くためのプログラムとイベントには，少なくとも 100 万人が参加した。AOM は，支部ネットワーク，全国的な普及活動をしているパートナー，ウェブサイト，スポンサーを通して，研究に基づいたプログラムを継続的に実行していく。そのプログラムは，あらゆる世代のアメリカ国民がより活動的になり，より健康的な食生活を送れるように手助けするものであり，結果的に健康を維持・増進できるように配慮されたものである。

（訳／佐藤真葵，篠田一三）

文　献

1) Sturm, R.: Health Aff., 21: 245, 2002.
2) U. S. Department of Health and Human Services: 2003, http://www.hhs.gov/
3) Wadden, T. A., Womble, L. G, Stunkard, A. J. and Anderson, D. A.: In: Handbook of Obesity Treatment (ed. by Wadden, T. A. and Stunkard, A. J.). Guilford Press, 2002, pp. 144-169.
4) National Center for Health Statistics Survey: Prevalence of Overweight and Obesity Among Adults: United States, 1999-2000, www.cdc.gov/nchs/products/pubs/pubd/hestats/obese/obse99.htm
5) World Health Organization: Controlling the global obesity epidemic. www.who.int/nut/obs.htm
6) Bell, A. C., Ge, K. and Popkin, B. M.: Int. J. Obes, Relat. Metab. Disord., 25: 1079, 2001.
7) Hill, J. O., Wyatt, H. R., Reed, G. W. and Peters, J. C.: Obesity and the environment: Where do we go from here? Science, 299: 853-855, 2003.
8) Anderson, R. E., Wadden, T. A., Bartlett, S. J., Zemel, B., Verde, T. J. and Franckowiak, S. C.: Effects of lifestyle activity vs. structured aerobic exercise in obese women. JAMA, 281: 335-339, 1999.
9) Jakicic, J. M., Winters, C. Lang, W. and Wing, R. R.: Effects of intermittent exercise and use of home exercise equip-

ment on adherence, weight loss and fitness in overweight women. JAMA, 282: 1554-1560, 1999.
10) Levine, J. A., Schleusner, S. J. and Jensen M. D.: Energy expenditure of nonexercise activity. Am. J. Clin. Nutr, 72: 1451-1454, 2000.
11) Tudor-Locke, C.: President's Council on Physical Fitness and Sports. Taking steps toward increases physical activity: using pedometers to measure and motivate. Res. Digest, 17(3):1-8, 2000.
12) Lee, C. D., Blair, S. N., and Jackson, A. S.: Cardiorespiratory fitness, body composition, and all cause mortality and cardiovascular disease mortality in men. Am. J. Clin. Nutr., 69: 373-380, 1999.
13) Lewis, C. E. et al:. Circulation, 104(Ⅱ): 787, 2001.
14) Centers for Disease Control and Prevention: NHANES Report, October, 2002.
15) Economos, C. D., Brownson, R. C., DeAngelis, M.A., et al.: What Lessons Have Been Learned From Other Attempts to Guide Social Change? Nutr. Rev., 59(3): S40-S56, 2001.
16) McGinnis, J. M., Williams-Russo, P. and Knickman, J. R.: The Case for More Active Policy Attention to Health Promotion. Health Aff., 21(2): 78-93, 2002.
17) PPHEAL to Promote Healthy Eating and Active Living: http://www.ppheal.org/summit.html
18) Nathanson, C. A.: Social movements as catalysts for policy change: the case of smoking and guns. J. Health Polit Policy Law, 24(3): 421-88, 1999.
19) Economos, C. D., Brownson, R. C., DeAngelis, M.A., et al.: What Lessons Have Been Learned From Other Attempts to Guide Social Change? Nutr. Rev., 59(3): S53, 2001.
20) U. S. Department of Health and Human Services: The Surgeon General's Call To Action To Prevent and Decrease Overweight and Obesity: Rockville, MD 2001.
21) America on the Move: http://www.americaonthemove.org/Media/AOTM_LaunchRelease.pdf
22) Economos, C. D., Brownson, R. C., DeAngelis, M.A., et al.: What Lessons Have Been Learned From Other Attempts to Guide Social Change? Nutr. Rev., 59(3): S54, 2001.
23) Centers for Disease Control and Prevention: 2002, http://www.cdc.gov

第2章 生活習慣病予防と健康増進プログラム

生活習慣病の予防，治療における運動・栄養の役割

森谷敏夫*

1. 運動不足病

　最近の運動医・科学の研究では，体力の低下や生活習慣病の発症が加齢のみに依存しているだけではなく，Kraus and Raab らが命名した"Hypokinetic Disease（運動不足病）"に集約できる慢性的な運動不足によって引き起こされる各種の生理機能の低下が大きな要因であることが示唆されている。

　有名なSaltinら[6]の古典的研究では，よく鍛練された青年ですら完全休養（ベッドレスト）の状態を維持すれば，老化現象と酷似した機能低下をわずか数週間で呈することが報告されている。これの実験で，若い成人男性を3週間ベッドの上で完全休養させたところ，呼吸循環器系の機能を示す最大酸素摂取量，最大心拍出量，最大換気量がほぼ一律に約30％低下し，著しい機能低下を示すことが判明した。通常，これらの心臓循環系の機能は，20歳ごろをピークとしてその後，加齢とともに毎年約1％ずつ低下する。このように考察すると完全休養を3週間行った青年の心臓循環器系の機能水準は，一気に30歳近くも機能的に"老化"したことになる。米国では，出産後3日以内に退院させるのが普通であるが，このような実験結果が背景にあることは言うまでもない。

　NASA（米国宇宙航空管理局）の運動生理学者らの報告では，無重力下におかれた宇宙飛行士たちも，同様に著しい呼吸循環や神経・筋機能低下および骨塩量の激減を経験するため，スカイラボの実験では，宇宙飛行士は最低2〜5時間の身体トレーニングを行ったと報告している。

　これら一連の実験結果から，加齢に伴う各種機能の低下が，すべて老化現象で説明されうるものではなく，加齢に伴う身体不活動の増加も，機能低下を惹起している大きな要素であることは否定できない。deVriesによれば，医学・生理学分野の老化に伴う諸機能の変化と機能低下の報告において，少なくとも3つの要素が関与しており，そのうちの1つが本当の意味での老化現象であるとしている。他の2つは，加齢に伴って増加する病理的変化（診断可，不可を含む）に起因する機能低下と"Hypokinetic Disease（運動不足病）"に集約される不活動性の機能低下が考えられ，この第三要因は可逆性の要素を十分持っており，生涯的な身体活動維持の生理学的意義と根拠になりうるものであろう。

---

*京都大学大学院人間・環境学研究科

2．運動の予防医学的効果

1）高血圧，高脂血症の予防・改善効果

肥満は糖尿病，高血圧症，虚血性心疾患，脳梗塞などの原因になるだけでなく，肥満度が高いほど，また，体力が低いほど，いろいろな病気に罹りやすく，短命である。これは肥満に起因する高血圧状態が続くと，血管壁に大きな圧力がかかり動脈硬化を起こしやすくするためである。動脈硬化は血管壁に脂肪やカルシウムの沈着，潰瘍形成，出血，線維化などの病変によって引き起こされるものである。また運動不足で脂肪のだぶついた高コレステロール血症では，血液の粘稠性が高くなり，血液が凝固しやすくなるので，脳梗塞の原因になる血栓形成を促進することになる。それ故，高血圧と肥満を同時に合併すると，脳血管障害，特に脳血栓を起こす危険性が高くなるので，脳血管性痴呆の出現にも大きく関係してくる可能性が強くなってくる。

最近の一連の疫学研究の結果から，抗動脈硬化および血圧の降圧効果が習慣的運動の継続で十分期待できることが明らかになった[4,5,7]。高血圧は，冠動脈性心疾患や脳血管障害の危険因子として極めて重要である。運動時の血圧は強度に伴って上昇するが，一過性の運動や長期の運動トレーニングは，血圧を下げる。血行動態的観点から考えると，血圧は心拍出量と末梢血管抵抗とで決定されるので，運動の降圧効果の機序はこの一方，あるいは両者の低下による。運動による降圧効果の機序としては，

① 血行動態的（同一負荷時での心拍出量の減少，末梢血管抵抗の低下，交感神経緊張の低下）
② 栄養的（体重減少，ナトリウム排泄量の増加）
③ 内分泌・代謝性（血中カテコールアミン，レニン，インスリン低下，心房・心室性ナトリウム利尿ペプチドの増加）
④ 精神・行動的要因（内因性オピオイドペプチドの増加，抗不安作用）

があげられる[10]。最近の研究では内因性オピオイドペプチドがβ受容器を抑制して交感神経活動を緩和させ，降圧効果を生じさせることが報告されている。

高脂血症とは血液中のトリグリセリドやコレステロールなどの脂質濃度が異常に高まった状態であり，動脈硬化や心筋梗塞の主要なリスクファクターのひとつである。リポタンパクのアテローム性動脈硬化に対する役割は，10年間の縦断的研究で明確に示されている。リポタンパク・コレステロール値が虚血性心疾患と動脈硬化の進行の両面の危険因子であり，血清総コレステロール，LDLコレステロール値が高いほど，HDLコレステロールが低いほど冠動脈疾患の頻度が高いことが示されている。また，運動トレーニングが抗高脂血症の予防・改善やHDLコレステロールの増加などによる抗動脈硬化作用をもたらすことが報告されている[9]。

2）心臓疾患の予防・改善効果

身体活動レベルと冠動脈性心疾患の頻度や，これに伴う死亡率との間には有意な負の相関があることが多数の疫学的研究によって繰り返し報告されてきた。冠動脈性心疾患の最適な予防には，週当たり2,000 kcalの身体活動を要し，ある程度の予防には週当たり少なくとも500 kcalの身体運動が必要になると言われている。習慣的な運動が冠動脈性心疾患のリスクを低下させる生理学的機序には，

① HDLコレステロール濃度の増加（抗動脈硬化作用）
② 主要冠動脈の血管径の拡大および側副冠動脈の形成（心筋酸素供給量の増加）
③ 凝血や線維状溶解の機能の改善
④ 心筋の酸素需要（仕事量）の低下（収縮期血圧と心拍数の低下の結果として）
⑤ 血中インスリン濃度の低下
⑥ 耐糖能改善
⑦ 重度の心リズム障害の発生率の低下
⑧ 正常体重の維持

などがあげられる。

臨床的に確認できる心筋虚血の徴候（胸痛，ST降下）は，心筋が行う仕事の比較的一定の閾値において観察される。この虚血閾値は，心拍数

×収縮期血圧（rate pressure product：RPP）によって非観血的に決定するのが最適であると考えられる。持久的運動トレーニングを実施すると労作性虚血の場合は，胸痛やST降下が生じる運動強度が高くなり，抗狭心症薬を減らすことができるようになる。これらの効果は，心筋の酸素供給がトレーニングで増加すること以上に，安静時および最大下運動時の，心筋の仕事量や酸素需要量の減少によるところが大きい。心筋酸素需要量の減少は全身動脈血圧の低下と心拍数の減少によるもので，RPPの改善（低下）が最も顕著に現れるのは，トレーニング時に用いた筋群で最大下運動を行っている時で，末梢の筋の生理・生化学的適応〔①ミトコンドリア数・サイズの増加：ATPの酸化的リン酸化の増大，②酸化酵素活性，呼吸鎖酵素の増大，③筋細胞酸素利用能力の増大，④血管数および血管/筋線維面積比の増加，⑤末梢血流抵抗の減少，⑥β酸化（脂肪酸利用能力）の増大など〕が大きく関与している。また，習慣的な有酸素運動トレーニングが，呼吸循環器系機能の顕著な改善としての最大酸素摂取量（$\dot{V}O_{2max}$）の増加や冠動脈疾患患者の心筋虚血を呈する運動強度の閾値を増加させることはよく知られた事実である。

3）癌の予防・改善効果

ハワイに移住した日本人の癌の調査では，日本人に多い胃癌が少なくなり，逆に米国人に多い大腸癌が増加することが明らかにされている。欧米食に舌鼓を打ちながら過食ぎみの人々が目立ってきた日本でも，やはり大腸癌が多くなってきている。癌に関してもある程度同様に生活環境が重要な因子になっていることが英国の研究者ドールによって明らかにされている。彼の一連の疫学的研究によれば，「癌の発生の約35％は食生活により，約30％はタバコによる」という調査結果が得られている。食生活の危険因子（アンバランスな栄養，変化のない食生活，過食，脂肪・食塩過多，ビタミン・食物繊維不足，など）を取り除き禁煙すれば，癌の60％は予防できる可能性が強いことになる。これは，ビタミンA，C，Eには発癌物質の生産を妨げる働きがあることや，野菜に含まれる繊維質が腸内の発癌物質を薄め，体外に排泄する作用を持っているからである。また過食や脂肪過多は乳癌や大腸癌，前立腺癌の原因のひとつになっており，食塩の過多は胃癌を誘発するので注意が必要である。タバコや酒，その他の刺激の強い嗜好品を摂らないモルモン教徒には癌の発生率が低いことはよく知られた事実である。

有名なFramingham Studyでも，また110万人を対象にしたスウェーデンの研究でも，日常の身体活動と癌の発生率の関係に言及している。それによると結腸癌の発生率は身体活動の多い群ほど少なく，相対リスクは上記の報告と同程度であり，その傾向は体格，血清コレステロール値，飲酒，などの因子を補正してみても変わらなかった。女性の生殖器系癌の発生率についての調査では，大学時代にスポーツ競技者であった女性とそうでなかった女性5,398人の乳癌の発生率がいずれの年齢においても競技者の方が明らかに低いことが明らかにされている。競技者を基準にした非競技者の相対的リスクは，乳癌では1.86，生殖器癌では2.53であった。そして，年齢，家族歴，初潮期，妊娠回数，避妊薬使用歴，エストロゲン使用歴，喫煙習慣，肥満などの条件を統計学的に補正して，この傾向は変わらなかった。

以上のことから，少なくとも疫学的にみるかぎり，身体活動が癌の発生に対して予防的に作用することが理解できる。癌の発生率は高齢になるほど高くなるが，その一因として免疫能が高齢になるほど低下することの関与があげられている。最近の医・科学の研究では，運動に免疫能を高める作用（特にNK細胞の活性化など）があることが明らかにされている。それゆえ，習慣的運動の継続は癌抑制効果を発揮する可能性が十分考えられる。運動や労働に伴う身体活動が癌の発生を予防したりその発育を抑制したりする可能性のあることが，疫学的調査によっても認められており，現在までの動物実験の結果もこの可能性を支持している。

4）糖尿病の予防・改善効果

非インスリン依存型糖尿病（NIDDM）の予防・改善効果も習慣的運動の継続で十分期待でき

る。また，慢性的な身体不活動病が，肥満や非インスリン依存型糖尿病におけるインスリン感受性の低下と密接な関係にあることはよく知られている。例えば，Stuartら[8]は，たった7日間のベッドレストで，特に骨格筋の糖取込み能力の低下やインスリン作用の低下が起こることを報告している。NIDDMにみられる糖利用促進に必要なグルコース輸送担体数の減少は，定期的な運動トレーニングによって大幅に改善することが最近明らかにされている。身体運動は，収縮している筋群の主なエネルギーとしてのグルコースの取込み・利用を促進し，末梢でのインスリン抵抗性を緩和する。一過性の運動でも約72時間後まで血糖コントロールやインスリン感受性の改善が糖尿病患者や非糖尿病者に認められることから，運動の糖尿病予防効果を得るためには，習慣的な身体運動の継続が重要になってくる。また，現在では，インスリンと筋収縮活動は独立した生理学的メカニズムでグルコースの輸送を担っていると考えられており，一過性の身体活動や運動トレーニングが原形質膜に存在するグルコース輸送担体数の増加と既存或は，運動誘発性動員を受けたグルコース輸送担体の活性を高めることも報告されている。

最近の大々的な疫学的研究報告は，身体運動不足と循環器疾患死亡率や糖尿病発症頻度とに有意な因果関係を示唆しており，糖尿病の高危険因子（遺伝的要因，肥満，運動不足）を抱えている人ほど運動の予防効果が顕著に現れていることは，非常に興味深いことであり，習慣的な運動励行の必要性を再認識させるものである。

5）脳卒中の予防・改善効果

ハーバード大学のパッフェンバーガーらの一連の研究や8万人以上の女性を対象にしたマンソン博士らの研究で，習慣的運動の継続が心筋梗塞，糖尿病などの病気に対して統計学的にも明らかにその危険度を軽減することが示されている[3]。興味深いことに，糖尿病の場合，遺伝的要因（家族歴），肥満，高血圧症などの発症の危険因子が高い人ほど運動の予防医学的効果が顕著に現れていることである。同様に，脳卒中易発症ラットなどの動物実験でも，普通食では83%が脳卒中を発症するが，高タンパク食（大豆タンパクや魚タンパク）や食物繊維食を与えると遺伝的に脳卒中になるラットでさえ，予防することが可能になる。魚油や植物油などには中性脂肪を減少させ，血栓の発生を防止する働きや血圧を下げる作用があり，食物繊維にはコレステロールや食塩（ナトリウム）を体外に排泄する機能があり動脈硬化を予防するからである。

動脈硬化は虚血性心疾患や脳血管性疾患を中心とする多くの慢性疾患の原因であり，年々多くの人の生命がこの疾患によって奪われている。動脈硬化はアテローム硬化，中膜硬化，小動脈硬化などに分類されるが，習慣的運動は，これらの動脈硬化に対して予防的あるいは治療的効果を及ぼす。日ごろ運動している人ではアテローム硬化の発生が少なく，またいったん発生したアテローム硬化が運動によって退縮することが示唆されている。その奏効メカニズムには，トリグリセリドやLDLコレステロールの減少とHDLコレステロールの増加などを主とする脂質プロフィールの改善の関与が大きいが，その他に動脈内膜への脂質取込みが抑制されることも関係していると考えられる。中膜硬化に対しても運動は有効であり，エラスチンの変性やエラスチンへのカルシウム沈着が運動によって抑制される結果，運動習慣のあるヒトや動物では動脈の伸展性や強さに優れ，血管の若さが保たれている。

小数の報告を除いて，大多数の研究が，長期にわたる身体運動やトレーニングが高血圧症や健常者の血圧値を明らかに低下させることを実証している。さらに，有酸素運動は，抗動脈硬化作用を有するHDLコレステロールの増加や高脂血症（高コレステロール血症）の予防・改善効果などの役割も果たす。これらのことから，習慣的運動の老齢期に至るまでの維持が，脳卒中，脳血管系疾患に対して予防医学的効果を持つことが十分理解できるであろう。また，老齢期の身体運動やトレーニングでも酸素運搬・輸送能力の改善，ヘモグロビンの増加，心臓収縮能力の増加，酸素脈（1回の心臓収縮によって送り出される血中酸素の量）の増加などの好ましい適応がみられることから，身体運動が，老化や不活動性萎縮による心

臓血管系機能の復帰に貢献できる可能性が非常に大きい。仮に身体運動が，青年期から老齢期に至るまで習慣的に維持されたとすれば，脳卒中，アテローム性脳動脈硬化症，その他心臓血管系疾患などに対する予防・改善硬化が充分期待できるので，寿命に影響を与えるのみならず，脳への酸素供給能力維持や脳血管系の保全などによって，健全な精神活動を営む基盤をも築くことになる。

最近では運動により脳性神経栄養伝達因子（brain derived neurotrophic factor：BDNF）が増加するという報告がある[1,2]。特に海馬に存在するこのファクターは，神経の可塑性，シナプスでの伝達促進，長期記憶の増強，学習改善，虚血からくる脳損傷を抑制する働きを持っているとされる。ラットの実験では，自発的な運動により海馬部分でのBDNFのmRNAが増加し，その部分でのBDNFが増加するとの結果が報告されている。また，エストロゲン投与と運動の組合せでBDNFが増加することが考えられている。閉経後の女性ではBDNFが減少してくることから，女性ホルモン投与は骨粗鬆症予防だけでなく，運動療法と組み合わせることにより脳機能の維持にも有効である可能性がある。一方，運動はうつに対して有効であるとされるが，抗うつ剤投与により運動と同様にBDNFが増加することがわかっている。効果は運動のほうが大きいが，抗うつ剤投与と運動の組合せではさらに大きい効果が期待できる。

以上，運動や栄養の効果を簡略にまとめたが，生活習慣病の予防・改善効果のみならず，習慣的運動と脳機能維持の可能性を示唆する最近の知見は，今後の運動療法に対する見方を変えるのではないかと密かに期待している。

文 献

1) Cotman, C. W. and Berchtold, N. C.：Exercise：a behavioral intervention to enhance brain health and plasticity.Trends Neurosci., 25：295-301, 2002.
2) Cotman, C. W. and Engesser-Cesar, C.：Exercise enhances and protects brain function. Exerc. Sport Sci. Rev., 30：75-79, 2002.
3) Manson, J. E. et al.：Physical activity and incidence of non-insulin-dependent diabetes mellitus in women. Lancet, 338：774-778, 1991.
4) Paffenbarger, R. S. Jr. et al.：Physical activity, all cause mortality, and longevity of college alumni. N. Engl. J. Med., 314：605-613, 1986.
5) Paffenbarger, R. S. Jr. et al.：The association of changes in physical activity level and other lifestyle characteristics with mortality among men. N. Engl. J. Med., 328：538-545, 1993.
6) Saltin, B. et al.：Response to exercise after bed rest and after training. American Heart Association. Monograph, 23（Circulation, 37-38, Suppl. 7）：1-68, 1968.
7) Sandvik, L. et al.：Physical fitness as a predictor of mortality among healthy, middle-aged Norwegian men. N Engl. J. Med., 328：533-537, 1993.
8) Stuart, C. A. et al.：Bed-rest-induced insulin resistance occurs primarily in muscle. Metabolism, 37：802-806, 1988.
9) Superko, H. R.：Exercise training, serum lipids, and lipoprotein particles：is there a change threshold？ Med. Sci. Sports Exer., 23：677-685, 1991.
10) Tipton, C. M.：Exercise, training and hypertension：an update. Exerc. Sports Sci. Rev., 19：447-505, 1991.

第 3 章

栄養改善効果と評価指標

第3章 栄養改善効果と評価指標

生活習慣病の一次予防とその評価指標
〜栄養アセスメント〜

香川靖雄[*]，会田さゆり[*]，三枝あずさ[*]，百合本真弓[*]，柳沢佳子[*]

【要約】

　一次予防とは，健康な段階で発病を防止することである。ヒトゲノム解明の時代にあっては，生活習慣病予防のために感受性遺伝子の検査を含む栄養アセスメントによって，個人の疾患のリスクを予知して行動を改善する。個人の必要に対応した最適栄養を実現するためには，平均的栄養所要量を一律に応用する従来の指導ではなくて，栄養アセスメントが必要である。特に高齢者では代謝の個人差が大きいので，80歳，90歳の栄養所要量は決められていない。しかし施設内の高齢者の約40%がタンパク質エネルギー栄養障害（PEM）である。また，国民栄養調査では60歳台では生活習慣病のリスクとなる高血圧と高脂血が人口の各60%，肥満と高血糖が各30%程度もある。従来の栄養アセスメントは体格指数（BMI），血圧（BP）などの表現型の計測値を評価指標としてきた。しかし，同じ食事，運動をしても個人によって肥満度が違い，糖尿病になる場合があるのは遺伝子型の相違による。つまり，表現型は遺伝子型に栄養などが作用して形成されるのである。個人差は人種差の一部であり，アジアの西欧化によって生活習慣病が増加した一因は，アジア人と欧米人の遺伝子型の相違によると推定されている。日本人について飢餓耐性の8種類のSNPを調べたところ，白人との間に大きな頻度の差があった（$p<0.00001$, $n=191〜4,813$）。これらのSNPと生活習慣病のリスクファクターとの相関関係を調べた。そして最近の著しい西欧化と都市化が肥満と糖尿病を増加させていると結論した[6]。

　この研究の目的は遺伝子型の個人差の大半を占める一塩基多型（SNPs）と栄養が肥満や2型糖尿病を含む生活習慣病にどのように関連するかをアセスメントで解明し，さらに，エネルギー代謝系のSNPsを持つ個人であっても，改善できる持続的な介入法を見いだすことである。本学栄養クリニックの追跡調査では感受性遺伝子を持つ対象でも，介入は有効であった。特にUCPやAGTのSNPsの影響は初診時には大きいが，生活習慣の変容で対照より正常値に戻りやすいことが示された。遺伝子を含む日本人高齢者のアセスメントは個人対応栄養学に基づく一次予防法として発展すると考えられる。

1. 健康寿命と介護予防

1）寿命とQOL

　2003年の日本人の平均余命は男性 78.36歳，女

[*]女子栄養大学医化学教室

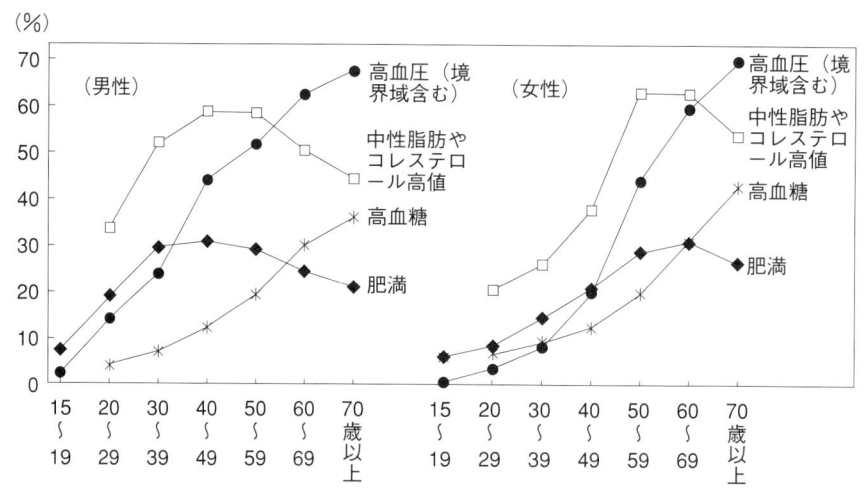

図1. 日本人における生活習慣病の現状

注：1．ここでの高血圧とは，境界域高血圧も含み，最高血圧140mmHg以上，または最低血圧90mmHg以上としている。また，高血糖とは，食後3時間以上経過の血糖値が110mg/dL以上である。
2．肥満の判定は，日本肥満学会による判定基準を用い，BMI［体重kg／（身長m)^2］25.0以上が肥満者である。
3．高脂血は，コレステロールや中性脂肪が高値であることを示し，総コレステロールが220mg/dL以上，中性脂肪が150mg/dL以上である（15～19歳は血液検査対象外）。

BMI：体格指数。

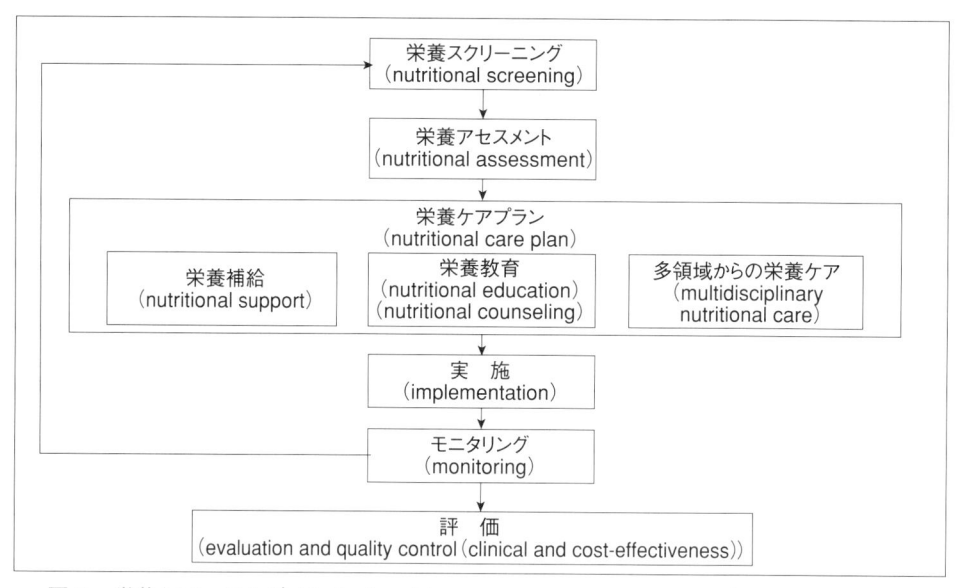

図2．栄養ケア・マネジメント（nutrition care and management：NCM）
（杉山みち子：医学のあゆみ，198(13)：997, 2001.）

性85.33歳に達した。しかし，国民栄養調査によれば60歳台では高血圧と高脂血が各60%，肥満と高血糖が各30%もいる[1]（図1）。これらのリスクの栄養アセスメントの測定限界は図1の下の注に記してある。境界領域を含む糖尿病患者（HbA$_{1c}$ ≧5.6）は日本人成人の6人に1人に相当する1,620万人に激増した。健康寿命とは平均余命から生涯の傷病期間を引いた年数である。WHOによると日本人の健康寿命（DALE）は第1位であるが[2]，生涯の傷病期間（男性5.7年，女性7.1

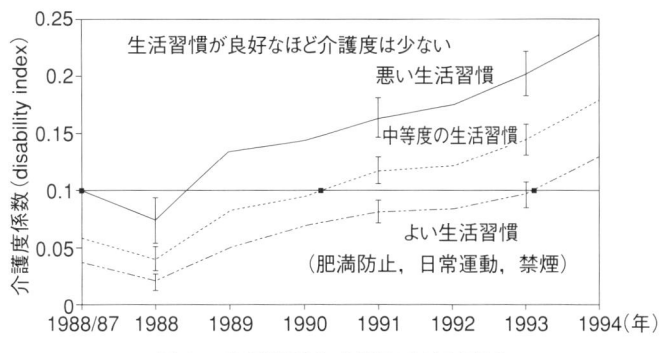

図3. 生活習慣と介護度の追跡調査

年）中は痴呆，脳卒中と骨折による廃用症候群などが多く，生活の質（QOL）を低下させている。特に施設内の高齢者の約40％がタンパク質エネルギー栄養障害（PEM）であって，痴呆，褥瘡を進行させている。高齢者では代謝の個人差が大きいので，80歳，90歳の栄養所要量は決められていない。そこで栄養アセスメントで個々の所要量を決める介護予防が重要な課題となった。生活習慣病の発症には数十年の経過があり，長期の追跡調査が極めて重要なのである。

2) 栄養アセスメント

栄養アセスメントと管理の手順（図2）は，入院患者を対象に発展してきたが，生活習慣病の一次予防においても基本的に応用できる。悪い生活習慣を持つ一般の健康人が対象となる点で困難がある。患者であれば苦痛から逃れるので，受診率は100％で指導も熱心に受けるが，一般人のスクリーニングでは公費による基本健康診査の受診率は現在約30％にすぎない。図1のように多数がリスクファクターを持っているので，受診率を高める努力が必要である。特に入院患者のアセスメントは頻回の精密測定が可能であるのに，一次予防では肥満度，血圧など家庭の計測を除けば，基本健康診査は年に1回である。また，栄養摂取量のアセスメントでも，入院患者では毎回の献立，喫食率や経管栄養，中心静脈栄養で正確に把握できるが，一次予防では，日常の食生活記録を含めたアセスメントをする。そして，できるだけ可逆的な軽症病態期以前にケアプランを立てて実施する。それから栄養教育の段階では，生活習慣病の病態確立期になっても苦痛がないので指導をなかなか受け入れないので，行動変容のためのエンパワーメントなどの工夫がいる。実施したら必ずモニタリングで成果を判定し，評価にしたがって管理体制を見直す（図2）。

3) 介護予防

栄養，運動に努力して寿命が延びた場合の将来について，"惨めさの延長仮説"と"傷病期間短縮仮説"の2つの考えがある[3]。前者では生涯期間の延長で病弱な期間が延長して医療介護費もかかると推定する。これに対して後者では，慢性な病弱が始まる以前の時期を延長すれば，活動性の高い生涯を送り，最終臥床期間が比較的短く，累積傷病期間が減少すると推定する。ヒトのテロメア（寿命の回数券）の長さは短縮してゆき，5kbpの限界に達して，特定の疾患がなくても自然に死亡すると考える。この両仮説を判定するために縦断的に追跡調査し，生活行動からBMI，日常運動，禁煙を基準に，対象の1,741人を低リスク，中リスク，高リスクの3群に分けて，累積介護度を調べた。低リスク群では高リスク群より，累積傷病度・介護度が半分以下（$p<0.001$）で，介護期間が7.75年遅れることを証明した[3]。これは図3の3本の曲線に要約されている。遺伝子の異なる日系人においても，6,505人の28年間の追跡調査で，肥満，高血糖，高血圧がなく，禁煙するもの41％が高齢に至っても生涯傷病期間が短い[4]。図3の悪い生活習慣（高リスク）に早期から対応し，生活習慣を改めるためには，栄養アセスメントが必要である。ただ，同じ生活習慣であっ

ても，リスクからの発症には個人差がかなり大きいので，個人差の原因である遺伝子の解析も栄養アセスメントに含める必要がある。

2．生活習慣病と SNP の人種差

1）リスクと SNP

現在の栄養アセスメントは，遺伝学で言えば表現型の測定に限られているが，その背後には必ず遺伝子型が存在して，栄養や運動などの環境因子の影響を受けながら表現型を発現している。このことは高齢の一卵性双生児（遺伝子同一）の生活習慣病のリスク（肥満度，低耐糖能，高血圧等）の一致率が高いこと，すなわち遺伝子の関与があることから示される[5]。同一種内の正常個体間の形質，形態，遺伝子の多様性を多型と言う。そしてその頻度は，人口の１％以上と定義されている。多型の大部分を占めるのがわずかに１塩基の相違で起こる多型，すなわち一塩基多型（single nucleotide polymorphism：SNP，スニップと読む）である。生活習慣病の発症や進展には数多くの遺伝子多型が関与しており，しかも SNP が全く同じ一卵性双生児であってもリスクの一致率は47〜68％程度である[5]から，栄養や運動で発症を防ぐ可能性がある[6]。遺伝子の採取は医師，看護婦による採血が普通であるが，栄養士が簡単に遺伝子をアセスメントできる方法は，各家庭内において綿棒で口腔粘膜を拭いて，その綿棒を遺伝子の分析許諾書とともに郵送していただくのである。

著者らは特に生活習慣病と関連の深い飢餓耐性 SNPs としてエネルギー代謝の SNPs を調べた[6]。遺伝子の略号を［　］内に，SNP のアミノ酸残基または変異部位は（　）内に示す。これらは，レプチン受容体［LEPR］のエキソン６（Gln223Arg），とエキソン14（Lys656Gln），β3アドレナリン受容体［β3AR］（Trp64Arg），ペルオキシソーム増殖因子受容体［PPARα］（Leu162Val）と PPARγ2（Pro12Ala），カルパイン10［CAPN10］（g4852a），アポリポタンパク E［apoE］（ε2，ε3，ε4），脱共役タンパク質3［UCP3］のプロモーター（UCP3-p，c-55t）と脱共役タンパク質2［UCP2］（exon 8，45bp-欠失），脂肪酸結合タンパク質［FABP2］（Ala54Thr），ミクロソーム・トリグリセリド転移タンパク質［MTP］（t-493g），ミトコンドリア DNA（mtDNA）等である。日本政府も巨大研究計画ミレニアムプロジェクトで15万個の SNP を決め，2004年までに糖尿病，循環器疾患等の SNP を解明すると期待されている。

2）SNPs の人種差

脂肪摂取の増加に影響を受けやすい飢餓耐性 SNP の頻度が日本人で多いために，生活習慣病を防ぐ目的で，白人に対しては BMI$\geq$30と定められている肥満は，日本人に対しては BMI$\geq$25と定義される。日本人が白人に比して高血圧症，糖尿病の感受性 SNP を持つ原因を栄養などと人類進化の立場から解明するのが進化論的病因論である[6]。まず著者らが調査した９種の飢餓耐性 SNPs のアリル頻度は日本人では β3AR の Arg 型（22％），PPARγ の Pro 型（96％），LEPR の Arg 型（85％），UCP3p の t 型（42％），FABP2 の Ala 型（45％）等であった。この頻度は白人の既報データ（$n = 191 \sim 4,813$）と比べ，調査した全 SNPs で $p < 0.0001$ の相違がある。mtDNA の SNP の変異速度は速く，考古学的遺跡の骨からも mtDNA が取り出せるので進化の跡がわかる。

現代人が出現したのは14万年前，黒人が分化したのが７万年前，白人とモンゴロイドが分離したのが約５万年前と推定される[6]。そして約１万１千年前に農業革命が起こった。世界の農耕文化は地中海農耕文化，根菜農耕文化（ウビ農耕），サバンナ農耕文化，新世界農耕文化の４種に大別される。最近の高度な考古学，遺伝学の結果はこれらの農耕の差が SNP の人種差に寄与していることを示した。日本人は縄文時代のウビ（根菜）農耕，弥生時代の稲作農耕で今日に至っている。江戸時代に新世界農耕文化，そして現代は地中海農耕文化が流入している。

ウビ農耕と稲作農耕はデンプンの比率が高く，広くアジア太平洋地域の栄養の基本となってきた。日本では狭い耕地で植物性食品に頼るため，日本書記以降，現在まで記録にある不作による全国的

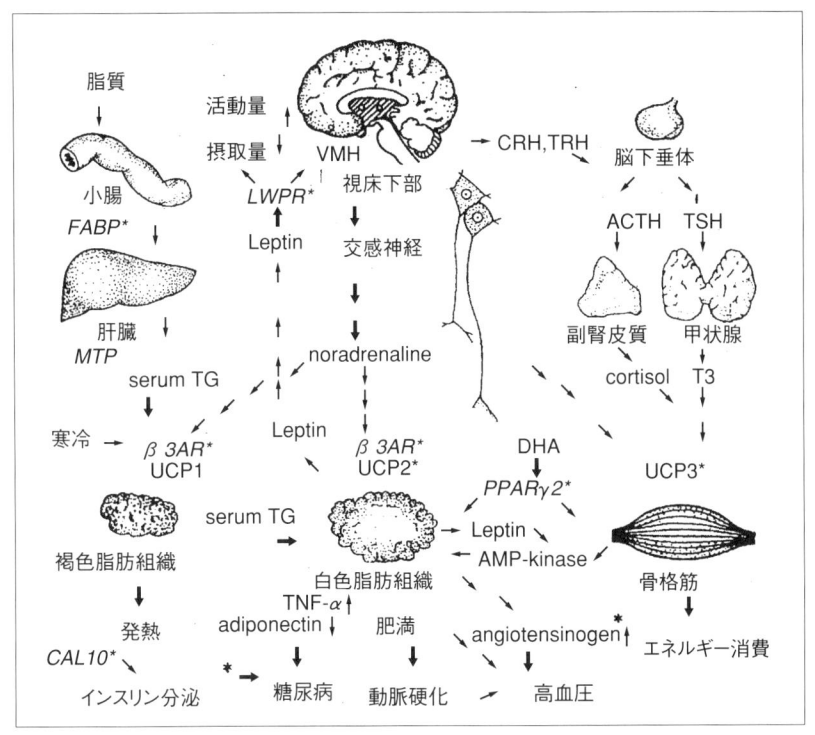

図4. エネルギー代謝調節遺伝子—塩基多型の臓器分布
＊：白人とモンゴロイドで頻度の異なる一塩基多型。

飢饉は226回を数える。したがって，アジア/太平洋地域では飢餓耐性のSNPsを持ったものが淘汰によって生き残り，今日に至っている。これに対し白人の多くはエネルギー多消費性のSNPsを持つ。なぜなら地中海農耕文化導入以前から動物とともに生活し，飢饉があれば脂肪とタンパク質に富む動物を食糧にすることができた。さらにギリシャ-ローマ時代からの奴隷制度や十七世紀以降の植民地支配，十八世紀以降の産業革命によって，豊富で安定的な食料が供給できたので，寒冷地での熱発生を維持できるエネルギー多消費型のSNPsを持つ者が多く残った。エネルギー所要量は白人で約3,000kcalに対し日本人では2,200kcal（国民栄養調査では1,960kcal程度）である[1]。

3）近代化とリスク増大

戦後，日本の食は西欧化の影響が大きく脂肪エネルギー比率が25%を越え，運動量が減少し，砂糖，食塩の摂取増加，不規則な生活習慣によって，日本人に肥満，糖尿病が激増した[1,6]（**図1**）。日本人のコホート研究で有名な九州大学の久山町研究では，肥満，高脂血症，耐糖能異常の頻度が1961年に男女とも3～10%に過ぎなかったのに対して，1988年にはいずれも20～32%に激増している（3つのリスクすべてについて1988年の値は1961年に比べ$p<0.01$ vs. 1961）。最近20年間に，生活習慣病のリスクの中でも，血清脂質の異常高値，耐糖能不良等が男女とも，数倍に増加していることが示された。また，広島大学内科の研究では，日系二世は白人よりも2～3倍も高コレステロール血，2型糖尿病が多いのである[7]。飢餓耐性のSNPsの例としてあげられるβ3AR Trp64 Arg多型のArg型とBMIの相関のメタ分析では，Arg型が有意に肥満を起こしやすいことが示されている[8]。

日本人には高血圧に由来する半身不随や脳血管性痴呆が白人よりも多い。この人種間相違は食塩摂取量（12g/日）と高血圧感受性のアンギオテンシノーゲン（AGT）のSNPs頻度（[Thr型＝78%]）などが日本人で白人より多いことによる。AGTの食塩保持作用で血圧を維持するため，熱帯雨林の黒人にとってはThr型が生存に有利で

ある。しかし，文明社会に早く入った白人ではMet型SNPを持つ方が高血圧になりにくいので有利である。したがって，AGTのSNPのThr型であっても，AGTを分泌する脂肪組織を減量し，減塩すれば，軽症高血圧を治療できる[9]。

3．飢餓耐性SNPsの機能

1）飢餓耐性遺伝子と臓器

飢餓耐性遺伝子の考え方は糖尿病のインスリン分泌研究に由来するが，その実体である飢餓耐性SNPsの種類は多く，図4に示すように全身の各臓器に色々なレベルで機能している。日本人に多くみられる飢餓耐性SNPsは図4に＊印を付してある。図4の上位にある視床下部は交感神経のノルアドレナリンや内分泌腺からのホルモンを介してエネルギー代謝を制御している。その下位に脂肪組織，筋肉，消化管などがあり，それぞれに飢餓耐性SNPがある。ここで問題とする飢餓耐性SNPsは多数のエネルギー代謝遺伝子のSNPsであり，上流の視床下部のレプチン受容体（LEPR，図4‐上）から下流の末梢組織内ミトコンドリアの脱共役タンパク質（UCP，図4‐下）に至る多数の段階にある。そこで著者らはβ3AR，apo-E，UCP2，UCP3-p，PPARγ2，LEPR始め多くのSNPsを検討した（図4）。これらSNPsはさらに細胞内で多くの転写因子やタンパクリン酸化酵素（AMPキナーゼなど）の複雑な情報伝達系を介して機能を発現している[6]。

2）飢餓耐性SNPsの効果

肥満や2型糖尿病に対する飢餓耐性SNPsの効果については数多くの先行研究がある[10,11]。例えば，肥満者（$n=163$名，BMI>27）に2.5カ月間の25％低エネルギー食を与えたところ，UCP1のAla3826GlyというSNPでは遺伝子型Ala/Ala型，Ala/Gly型，Gly/Gly型のそれぞれに対して体重減少は4.6kg，5.7kg，7.1kgと異なっていたのである[10]。また，β3ARのTrp64ArgというSNPではArg型の遺伝子保有者が減量に抵抗する。すなわちTrp/Trp型：Trp/Arg型：Arg/Arg型＝－8.2：－5.5：－5.1kg，であり，Trp/Trp型と比較して$p<0.05$という有意水準である[11]。これらの効果が現れるには，極めて複雑なSNP-SNP相互作用が存在し，その下にシグナル伝達系が細胞内にあって，数多くの転写因子やリン酸化酵素などの調節因子が作用している。そして，これらの基礎として，体重制御の遺伝子[12]や2型糖尿病の分子病理学[13]がある。先行研究は白人についてのデータが多いが，人種差を考慮しなければならない[6]。

3）アジア人のSNPとリスク

SNPの疾患感受性研究には無投薬対照が不可欠であるが，60歳以上の日本人の約30％は降圧剤を服用しているなど，日本ではSNPsの効果のアセスメント結果を不明確にする。そこで無投薬のパラオ，タイ，中国，モンゴル等6地域でモンゴロイドの遺伝子検診を行い，食生活の西欧化，都市化が上記SNPsに作用して肥満，糖尿病等を促進することを示した。沖縄（本土）とタイ，パラオ間で$p<0.01$以上のアリル頻度差があったのは，男性ではLEPR，ApoE，UCP2，UCP3 p，女性ではUCP2，UCP3p，AGT，β3AR，アポEであったが白人よりも日本人に近い[14,15]。3地域共通に多変量解析で$p<0.01$の相関を検出したのは，男性ではUCP3pと総コレステロール，β3ARと拡張期血圧の間，女性ではUCP2と拡張期血圧，ApoEと総コレステロールであったが，それ以下で有意の関係はBMI，総脂質，収縮期血圧などにも見られた[14,15]。一方，モンゴル共和国は肉を主食とする例外的なモンゴロイドであり，日本よりも約20歳健康寿命が短い。ただし，総脂質等は日本人よりも低値であるという意外な結果は肉食の長い歴史により飢餓耐性SNPs頻度が日本人と比べ，ある程度減少していること（thrifty homozygotes LEPRex 6：90％ vs. 55％；UCP2 54％ vs. 3％）から説明された。

4．栄養クリニックにおける飢餓耐性SNPsに対する介入

1）栄養介入

1967年から現在まで，女子栄養大学栄養クリニックでは4,000人の肥満者や軽度耐糖能障害者に対して4群点数法と呼ばれる低エネルギーバラン

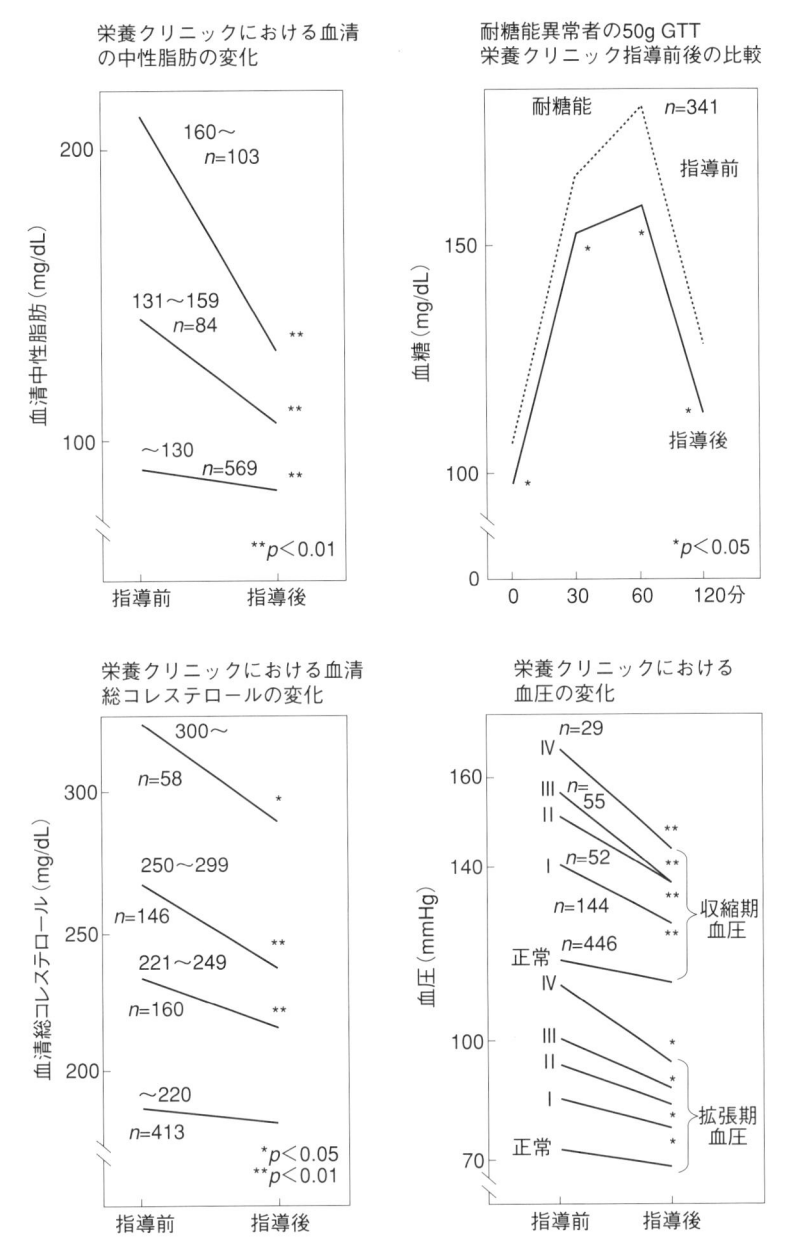

図5. 栄養クリニック指導前後の比較 （kagawa Y, Kagawa A : Secondary prevention of cardiovascular diseases of outpatients of the Nutrition Clinic, In : *Nutritional Prevention of Cardiovascular Disease* (ed. by Lovenberg, W., Yamori, Y.). Academic Press, New York, 1984, pp. 339-348より引用改変)
　n：患者数。

ス食の栄養指導と有酸素運動による生活習慣病の一次・二次予防を続けてきた[16]。栄養アセスメントは，肥満度などの人体計測，血糖，血清脂質などの血液生化学，血圧などである。本追跡研究では現時点でのこれらの数値と飢餓耐性 SNPs の測定によって，介入の長期効果を判定することを目標とした。

　介入は4群点数法による食事を基本として，1万歩/日を目安とする歩行で赤筋による脂肪酸化を促し，ストレッチ体操で白筋を維持する。朝食

を必ず摂り，夕食は寝る2〜3時間前までに摂るなど食生活リズムの指導も行った。4群点数法とは栄養素のそろっている1群（乳，卵），タンパク源の2群（魚，肉，豆），ビタミン，ミネラル，繊維を供給する3群（野菜，果物，イモ）を毎日各3点（1点は80kcal，3点で240kcal）を毎日摂取する[16]。その上に運動量に応じてエネルギー源の4群（米，パン，油，砂糖）を摂る[16]。典型的な献立ではタンパク質：脂質：糖質比（P：F：C比）は16.8：25.7：57.5である。急速なインスリン分泌を避けるために砂糖は1日10gとし，精白穀類は避け，食物繊維>20g/日となるように野菜類の摂取を増加する。脂肪エネルギー比率を25%以下に抑え，飽和脂肪酸：一価不飽和脂肪酸：多価不飽和脂肪酸比（S/M/P比）は2.8：3.5：3.6であった。4群点数法の確立以前には魚1，豆1，野菜4という日本の伝統食に基づいた割合が奨励されていた影響で2群では魚と豆が肉をほぼ同等のカロリー摂取するためn-6：n-3比は約2.5と低い。食塩摂取を1日10g以下とする。

受診者は食事日誌（空腹感，摂食速度等も）と体重・歩数の自己記録，モデル献立の作成，調理方法学習を栄養アセスメントに基づいて指導を受ける。個々人の具体的体重目標を設定して，エンパワーメント（自己改善能力付与）で行動変容を援助する。

2）初診時の改善成果

初診当時の指導前後の成果は図5に要約されるように，初期の777名について測定可能であった各項目のすべてのアセスメント項目で有意の改善が見られた[16]。特に初診時に高値を示した者の改善が著しい（図5）。除脂肪体重（LBM）が指導後にほとんど低下していないことは，体内の^{40}Kの自然放射能の測定で，細胞量を算出して確認している[16]。その後の予備調査では，3ヵ月の介入後に受診者（平均年齢=53.5±9.7歳，女性，平均体重66.8±10.8kg，BMI=27.7±3.8）の体重減少は2.9±3.0kgであった。安静時呼吸量（REE）は1,289±224kcal/日，19.5±3.1kcal/kg/日）でLBMと高い相関があった（$p<0.001$）が体重やエネルギー摂取量との相関は少なかった。

3）クリニックの追跡調査

生活習慣病は数十年の経過で発生するので，長期追跡が重要である。しかし，医師法では病歴保存期間は5年なので，貴重な病歴は，破棄され，あるいは倉庫に保存されていても，電子カルテが導入された2002年以前の多くの病院では検索による追跡調査はできない。しかし，本学の栄養クリニックでは過去の全4,000名の病歴と栄養アセスメントの記録が整理，保存されて，遺伝子検査が可能となった現在も活用されている。現在の降圧剤の使用頻度は30%を超え[1]，抗コレステロール剤の使用も多いので，薬剤使用者のまれであった過去のデータで遺伝子解析するのは貴重である。そこで，追跡調査の可能性を探るために予備調査を行って，過去の初診時，指導後および現在の調査時の健康状態を調査して生活習慣病発症に対する遺伝子多型の影響と栄養指導の有用性を検討した。介入の結果を長期にわたって追跡調査をするために，1968〜1985年の受講者2,000名に問い合わせをし，現在の基本検診データを頂くとともに綿棒法で遺伝子を返信していただいた。返信のあった対象者合計248名から薬物治療受療者35名を除外した213名に関して，分析を行った。なお希望者には直接再受診をしていただき，さらに精密な検診で返送資料の再確認を行った。その結果を示したのが表1であり，1968〜1985年当時の指導前，指導後，そして2000年〜2002年時（17〜32年後）に同じ被験者を栄養アセスメントした平均値を要約してある。高齢化にもかかわらず，BMI，拡張期血圧，LDLコレステロールの現在の値は初診時の値よりも低い（表1）。本来，各種のアセスメント値が，一般人の国民栄養調査の同年齢（60〜69歳）女性の値より高い者が受診しているが，初診時の平均値からの20年後の増加率を較べると平均的な国民栄養調査の推移よりも低いことから，この介入が数十年の長期にわたって有効であることがわかる。

4）クリニックのSNP調査

上記の追跡調査の受診者（246名）についてミ

表1．栄養クリニックにおける指導前と後、さらに現在の平均値プログラム

			平均年齢 (years)	BMI (kg/m²)	収縮期血圧 (mmHg)	拡張期血圧 (mmHg)	総コレステロール (mg/dL)	LDLコレステロール (mg/dL)	血糖 (mg/dL)
生活習慣病薬服薬者		症例数	35	35	35	35	35	9	35
	1968～1985	指導前値	48.7	25.2	143.3	88.9	224.9	170.1	93.2
		指導後値	−	24.0	128.8	81.2	207.8	176.2	87.4
		変化/月	−	*−0.4	*−5.8	−2.8	−6.2	2.7	−2.5
		現在の数値	71.2	24.1	*137.4	*75.9	217.0	*129.5	108.3
健常被験者		症例数	213	212	**209	209	202	59	206
	平均	指導前値	43.7	26.1	122.9	*77.9	216.3	145.9	89.6
		指導後値	−	*24.3	110.5	70.2	201.8	141.8	86.5
		変化/月	−	−0.7	−4.8	−3.9	−5.6	−0.5	−1.2
		現在の数値	67.9	25.3	131.2	77.1	223.8	132.2	100.5

paired t-test；* $p<0.05$, ** $p<0.01$, *** $p<0.001$.

トコンドリアDNA（mtDNA）のSNPsおよびエネルギー代謝に関連する核DNAのSNPs（nSNPs）を分析した．MtDNAのSNPsはa3010g, t4386c, c5178a, 9bp deletion（8272〜8298），g10398aの5カ所を解析した．核DNAのSNPsはエネルギー消費に関与するUCP2［ins/del］，UCP3p［c-55t］，β3AR［Trp64Arg］，脂質転送タンパク質のFABP2とapoE，血圧を調節するAGTの2箇所のSNPs，合計6遺伝子について解析した．これらは前記の綿棒のDNAをポリメラーゼ連鎖反応（PCR）の制限酵素断片長多型法（RFLP）で解析したものである．重要な事は対象者に，平均的アジア人に比べてバイアスのないことである．nSNPs頻度はメタアナリシスで算出した一般的アジア人のSNPs（FABP2［Ala/Ala］，AGT［Met/Met］，AGT［a/a］，UCP3p［c/c］，UCP2［ins/del］）の頻度（アジア人vs.対象受診者が各々42% vs. 37%，6% vs. 6%，56% vs. 59%，41% vs. 43%，26% vs. 22%等）と有意差がなく，統計的に一般的アジア人とはバイアスのない集団と判断された点である．MtDNAのSNPsの頻度は縄文系人の沖縄人の頻度とg3010a, t4386c, 9bp, a10398gについて有意な差が認められ（$p<0.001$），本土日本人の大半とされる，弥生系（渡来系）人を代表する集団と考えられた[6]．

5）受診者のSNPsとリスクの相関

上記の1968年以来のデータを重回帰分析でSNPsとの相関を求めた．飢餓耐性SNPsのUCP2のi/iホモ型では，i/dヘテロ型やd/dホモ型に比べて，BMI, LDLコレステロール（$p<0.001$），総コレステロール（$p<0.01$），血糖のいずれも高い傾向にあるが，クリニックの介入後の低下傾向がみられた（図6）．アンギオテンシノーゲン（AGT）のMet235ThrのSNPのThr/Thrホモにおいても同様の傾向があり，特に介入後のBMIの低下速度は有意に（$p<0.001$）他の多型を持つ受診者よりも大きかった（図7）．ミトコンドリア遺伝子の9塩基欠失を持つ受診者のBMI減少の速度は対照者よりも有意（$p<0.001$）に速かった（図8）．飢餓耐性SNPsの対立遺伝子（アリル）の中でβ3AR［Arg］とUCP3p［-55t］は，今回の研究では有意な相関はなかったがいずれも肥満との関係が報告されている．結論として，BMIやそれに関連の深い諸指標は，たとえ飢餓耐性SNPsの保持者であっても，栄養クリニックの介入によって改善されるだけでなく，項目によっては対照よりも正常化しやすい．

1997年の糖尿病実態調査によると糖尿病が強く疑われる人（HbA$_{1c}$≧6.1）は690万人中50.4%が肥満度＋10%以上の肥満者，糖尿病の可能性を否定できない人（6.1＞HbA$_{1c}$≧5.6）は680万人の49.5%が肥満者であるのに，40歳以上の肥満者は31.8%となっている．このように肥満者でない糖尿病患者，と糖尿病患者でない肥満者とが多数おり，特に肥満していない糖尿病患者の割合が日本には多いので，肥満と糖尿病の両者を分けて論じることにする．

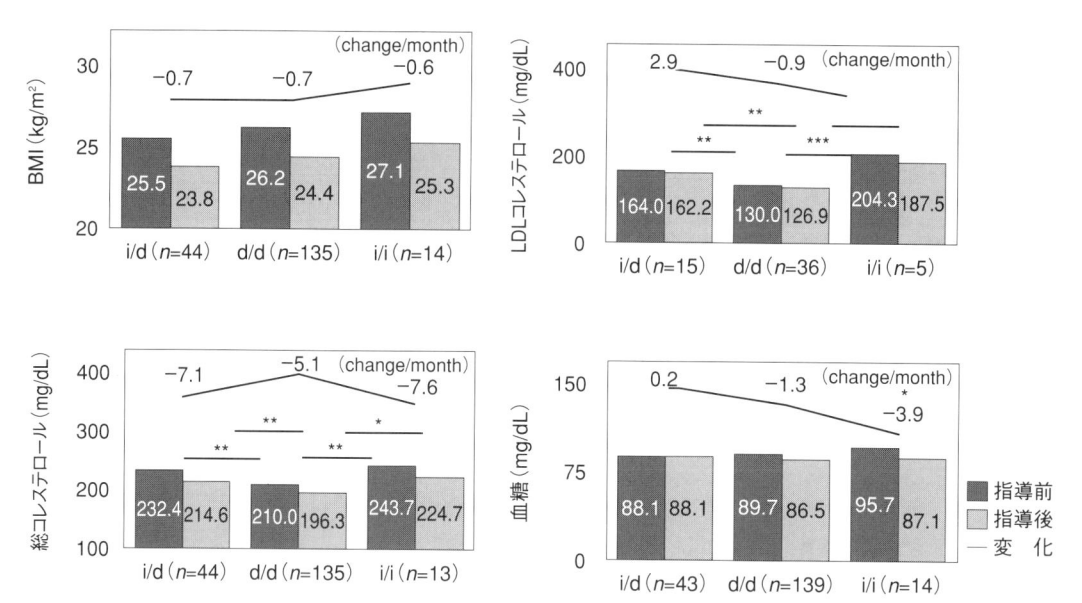

図6．肥満，糖尿病を起こしやすいUCP2（i/i）多型の受診者でも，体格指数（BMI），LDLコレステロール，総コレステロール，血糖値が栄養クリニックの指導後によく低下する

5．栄養クリニックの長期肥満予防とSNP

1）肥満のリバウンド防止

減量のみを目的とすれば，薬物，節食など多数の方法があるが，長期にわたる健康を維持し，生活習慣病を予防するのが目的であるので，多くの減量法は不適当である．急速な熱量制限だけの減量では糖新生のために筋肉タンパク質も同時に失われ，脂肪消費に必要な活動が低下して，肥満の再発（リバウンド）を招く．本栄養クリニックでは，筋肉損失を防ぐので，達成された初診時の減少体重が1年にわたって維持される[16]．さらに，この減量が数十年後にも持続したことを表1が示している．初診時平均43.7歳で現在平均67.9歳の受診では表1のように減少している．すなわち，初診時に平均26.1（服薬者は25.2）のBMIが受診後は24.3（服薬者は24.0），現在は平均25.3（服薬者は24.1）と減少している．この研究に無処理の対照群がないが国民栄養調査の一般女性と比較することができる．国民栄養調査によれば，女性の肥満（BMI≧25）の頻度は1981年に40～49歳で25.7%であるが2001年になって60～69歳に加齢すると28.8%と年次の推移に伴って増加している[1]．久山町のコホート研究では1961年から1988年にかけて，40歳以上でほぼ倍増（人口の22%）となっている（$p<0.01$）．これに対して，栄養クリニックの介入後の肥満の長期追跡結果は，上記同年齢の対照群の増加と反対に減少している．これは栄養クリニックの指導が長期にわたって有効であることを示している．

2）SNPsと内臓肥満

平均的なBMIに関係なく，内臓肥満はX症候群（Syndrome X）の中核的リスクとして各種の生活習慣病の誘因となる．肥満は白人ではBMI≧30以上と定義され，人口の22.5%を占めるが，日本人ではその定義に該当する肥満者は2.4%しかいない[6]．そこで，日本での肥満はBMI≧25と定義され，BMIを含む日本人の平均的なアセスメントのデータ（図1）[1]も白人とは著しくことなっている．しかし，日本人は，1日1人当たり日本人の約3倍もの肉類，油脂，砂糖を摂取する米国人に比べて，はるかに生活習慣病にかかりやすい[7]．これは平均的BMIよりも内臓肥満が重要なことを示している．内臓肥満は特定のインピーダンス型肥満度計でも測れるが，ウエスト/ヒップ比で簡単に推定できる．

栄養クリニックでは，2000年以降，二重X線吸

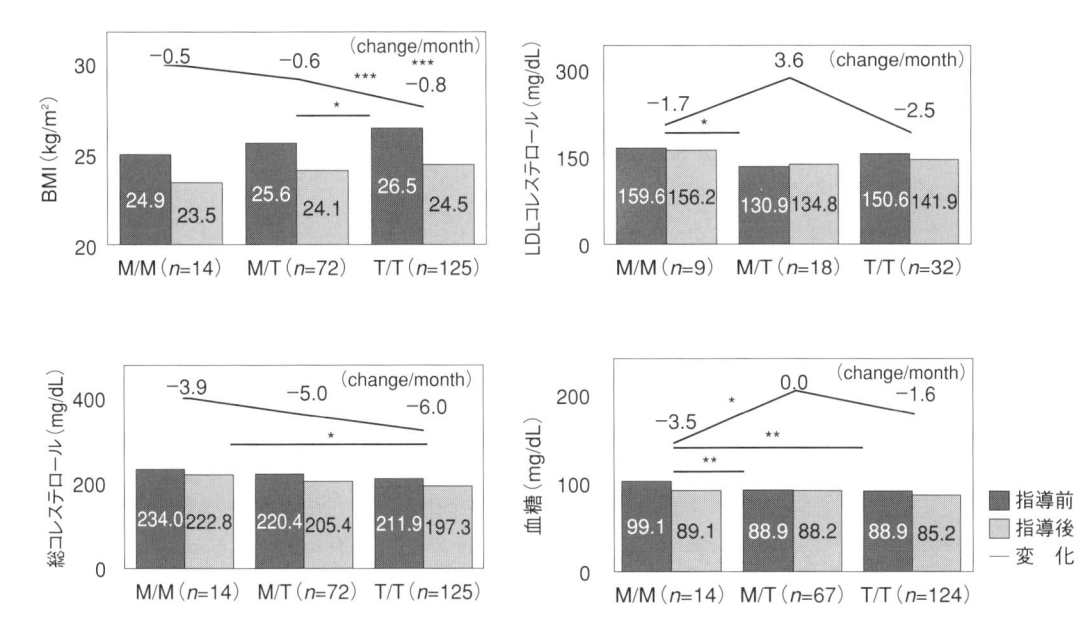

図7．生活習慣病にかかりやすいAGT M235TのT/Tホモ型の受診者でも，栄養クリニックの指導後に体格指数（BMI），LDLコレステロール，総コレステロール，血糖のすべてが低下する

収装置を用いて，内臓脂肪の減少を計測し，介入3カ月中には除脂肪体重（LBM）の減少を-0.51 ± 1.7kgに止める．1967〜1976年では栄養クリニックでは全身の^{40}K自然放射能から除脂肪体重（kgで表したLBM＝68.1×mEqで表した全身カリウム量）を評価して体重減少と除脂肪体重の相関が（$r=0.180$）と極めて薄いことを確認している[16]．さらに精密な内臓脂肪の測定は腹部CTで行われ，脂質代謝関連のSNP（FABP2の54Thr，MTPの-493g）との関係の解明に用いた[17]．

SNPsの肥満に及ぼす研究は数多く，飢餓耐性SNPsの保持者は放置すれば肥満が進行するが，図6〜8の結果，特に介入後のBMIの低下速度がAGTの多型（図7）やmtDNAの9塩基欠失（図8）では，対照より高かった（$p<0.001$）（図7）．LDLコレステロール（$p<0.001$），総コレステロール（$p<0.01$）もクリニックの介入後に低下した（図6）．介入後の長期の結果は飢餓耐性SNPsと野生型SNPsの間に肥満度の差がなくなっていることからも介入の効果が推定できる．また，日本人の大部分がPPARγ2やLEPRex6の飢餓耐性SNPsを持っているので，各種のアセスメント測定値との相関は日本人間では無意味であり，この有無と肥満の関係は白人と比較した場合にのみ有意の差が観察される．

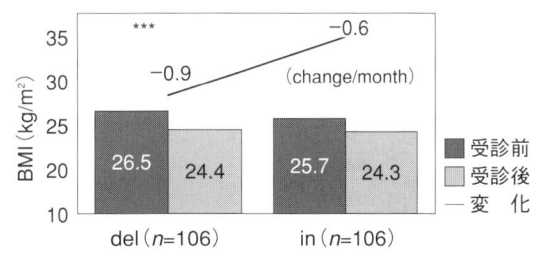

図8．肥満傾向を示すミトコンドリアの9塩基欠失多型の受診者でも栄養クリニックの指導で体格指数（BMI）は減少が速い

6．栄養クリニックにおける2型糖尿病予防とSNP

1）糖尿病予防計画

厚生労働省の2002年度の糖尿病調査によると，先に述べた1997年よりも5年間で250万人増加し，糖尿病が強く疑われる人（HbA$_{1c}$≧6.1）は740万人，糖尿病の可能性を否定できない人（6.1＞HbA$_{1c}$≧5.6）は880万人で合計1,620万人となった．本追跡調査の該当年齢に近い60〜69歳の女性

については，前者が11.5％，後者が16.0％を占め，約倍増したことになる。

軽度肥満を伴う耐糖能異常者（非白人45％）の糖尿病予防計画研究（Diabetes Prevention Program：DPP）の結果，生活習慣変容が最も有効であり，一般的な栄養運動指導に加えてメトフォルミンを投与する方法は劣っていることが証明された[18]。この生活習慣変容法は本学の栄養クリニックの指導と似ており，食事記録，週間運動150時間を含むていねいな指導よる体重７％減を中心としている。この報告は糖尿病にかかりやすい高齢者やアジア人に特に有効であったことから，今後の糖尿病学に大きな変化をもたらすと思われる。

２）SNPsと糖尿病

糖尿病の感受性遺伝子として多数のSNPsが報告されている。図４の飢餓耐性SNPsはその一部に過ぎず，ミトコンドリアDNAのLeu（UUR）3243変異などによる特殊な数％の糖尿病を除けば，大部分の糖尿病は多数のSNPsの組合せが発症に影響していると考えられている。ミトコンドリアDNAのSNPsの中にも核DNAの飢餓耐性SNPsと同様に２型糖尿病に影響するものが知られている[19]。また，飢餓耐性SNPsには人種差が大きく，PPARγ2やLEPRex6のホモ多型は90％近くが日本人では糖尿病感受性である。近代化に伴う糖尿病の激増は，糖尿病感受性の多数のSNPsを持っていても栄養や運動が発症に大きな影響を持っていることを示している。栄養クリニックの介入の結果は図５〜７，表１のように血糖値や耐糖能は改善されたと判定される。その介入の機序はまだ十分にわかっていないが，すでにエネルギー制限の場合に起こるmRNAの変化を遺伝子チップで測定するなど，新しい技術が応用され始めている。

7．おわりに

遺伝子医学の時代を迎えて，生活習慣病の一次予防における栄養アセスメントは，飢餓耐性SNPsのアセスメントを含める方向に向かうと思われる。SNPsが肥満，耐糖能低下，高脂血，高血圧などリスクにかかわる機序は，中枢，内分泌器官，筋肉，脂肪組織，など多面的で，糖尿病，動脈硬化症などの発症，進展への影響も多岐にわたっている。これらの飢餓耐性SNPsの頻度には人種差があり，白人の結果を日本人にそのまま応用はできない場合もある。しかし，飢餓耐性SNPsを持っている受診者はDPPや本学栄養クリニックの栄養・運動に対して，介入の効果が高いことが多く，リスクとなるアセスメントの評価指標は有意に改善された。今後SNPの分子生物学の進歩に基づいて，生活習慣病の長期の予防，治療，そして健康寿命の延伸に果たす栄養の役割は解明されるであろう。

謝辞：本研究にご協力いただいた栄養クリニックの受診者の方々，アジア太平洋諸国の方々に厚く感謝申し上げます。この研究は文部科学省のハイテク・リサーチ・センター計画によって行われました。

文　献

1) 厚生労働省：国民栄養の現状．第一出版，2002，pp.1-234
2) World Health Organization：The World Health Report 2000. Health Systems：Improving Performance. WHO Geneva, Switzerland, ISBN92 4 156198 X, 2000.
3) Fries, J. F.：Compr. Ther., 27：322-329, 2002.
4) Reed, D. M., Foley, D. J., White, L. R., et al.：Am. J. Public Health, 88：1463-1468, 1998.
5) Poulsen, P., Vaag, A., Kyvik, H. et al.：Diabetologia, 44：537-543, 2002.
6) Kagawa, Y., Yanagisawa, Y., Hasegawa, K. et al.：Biochem. Biophys. Res. Commun., 295：207-222, 2002.
7) Hara, H., Egusa, G. and Yamakido, M.：Diabet. Med., 13：S133-142, 1996.
8) Fujisawa, T., Ikegami, H., Kawaguchi, Y. et al.：J. Clin. Endocrinol. Metab., 83：2442-2444, 1998.
9) Hunt, S. C., Cook, N. R., Oberman, A., et al.：Hypertension, 32：393-401, 1998.
10) Fumeron, F., Durack-Brown, I., Betoulle, D. et al.：Int. J. Obes. Relat. Metab. Disord., 20：1051-1054, 1996.

11) Yoshda, T., Sakane, N., Umekawa, T. et al.：Lancet, 346：1433-1434, 1995.
12) Barsh, G. S., Farooqi, I. S. and O'Rahilly, S.：Nature, 404：644-651, 2000.
13) Saltier, A. R.：Cell, 104：517-529, 2001.
14) Yanagisawa, Y., Hasegawa, K., Dever, G. J. et al.：Biochem. Biophys. Res. Commun., 281：772-778, 2001.
15) Kagawa, Y., Dever, G. J., Otto, C. T. Y., et al.：J. APACPH, 2004.（in press）
16) Kagawa, Y. and Kagawa, A.：Secondary prevention of cardiovascular diseases of outpatients of the Nutrition Clinic. In：Nutritional Prevention of Cardiovascular Diseases（ed. by Lovenberg, W. and Yamori, Y.）. Academic Press., N. Y., 1984.
17) Yanagisawa, Y. et al.：Biochem. Biophys. Res. Commun., 302：743-750, 2003.
18) Knowler, W. C., Barrett-Conner, E., Fowler, S. E. et al.：Reduction in the incidence of type 2 diabetes with lifestyle intervention or methformin. N. Engl. J. Med., 346：393-403, 2002.
19) Matsunaga, H., Tanaka, Y., Tanaka, M. et al.：Diabetes Care, 24：500-503, 2001.
20) Cao, SX., Dhahbi. J. M., Mote, S. R. et al.：Proc. Natl. Acad. Sci. USA, 98：10630-10635, 2001.

第3章 栄養改善効果と評価指標

肥満と糖尿病ケアに運動と栄養が果たす効果

池 田 義 雄*

　肥満は，身体に占める脂肪組織が過剰に蓄積した状態として定義される。脂肪組織は，蓄積される部位によって皮下脂肪と内臓脂肪に分けられる。生活習慣病を代表する疾患のひとつである糖尿病との関連が密接なのは内臓脂肪の過剰蓄積で，これは内臓脂肪型肥満と呼ばれている。

　栄養（食生活），運動，休養，飲酒，喫煙などの生活習慣は，いずれも肥満をもたらす誘引となる。いったん肥満が成立して内臓脂肪が有意に増加した状態になると，遺伝を背景に糖尿病，高血圧，高脂血症など，動脈硬化をもたらす危険因子としての疾患（生活習慣病）が表面化してくる。

　栄養の偏りと摂り過ぎ，ならびに運動不足との関連で以前から注目されている疾患は，肥満を伴った2型糖尿病である。インスリン作用不足により高血糖状態が引き起こされ，これが持続するとさまざまな合併症をもたらすのが，この病気の特徴である。2型糖尿病の予備軍も含めて，運動不足とともにかかりやすい食パターンが浮き彫りにされている。

　ここでは以上を踏まえて，生活習慣病の源流に位置づけられる肥満とこれによって誘導される，2型糖尿病の正しい捉え方とケアに役立つ栄養（食事療法）と運動（運動療法）の実際，ならびにその効果について取りまとめる。

1．肥満の仕組み

　肥満は身体に占める脂肪組織が過剰に蓄積した状態として定義される。肥満の仕組みとしては，節約遺伝子，代表的なそれはレプチン抵抗性遺伝子やβ3-アドレナリン受容体遺伝子異常などが知られている。このような肥満しやすい体質とともに，環境と生活習慣の関与が大きく，なかでも過食，運動不足，そしてストレスが肥満の形成を促す。加えて注目しておかねばならないのは，加齢とともにみられる肥満化傾向で，これには基礎代謝の低下が大きく影響している。基礎代謝は男女とも20歳前後で最大であり，以後年々低下する。健康な食生活，そして肥満を予防する食生活の基本は腹八分目とよく言われるが，これの持つもうひとつの意味合いは，加齢とともに20代前半の食事量に対して1割減，2割減，3割減と腹七～八分目にすることで基礎代謝の低下分を相殺して，加齢が誘導する肥満を防止することにある。すなわち，現代社会は誰もが加齢とともに体脂肪を備蓄する可能性が高く，これには腹八分目を含めた節制ある生活をしない限り，節約遺伝子の持つ飢餓への対応能力が裏目に出てくることを念頭に置かねばならない。

＊タニタ体重科学研究所所長

2．肥満の判定法

1）BMI（体重 kg÷身長 m÷身長 m）からみた肥満の判定

肥満の判定に関しては，わが国でも，また国際的にも BMI（Body Mass Index）が用いられている．日本肥満学会は，これの標準値を22とし，18.5未満をやせ，25以上を肥満と判定している．欧米では，25以上30未満は過体重，そして30以上を肥満と判定している．わが国で25以上を肥満と判定するに至った背景には，25以上で有意に肥満関連の疾病・異常（表1）の頻度が高まることによっている．BMI30以上のわが国の頻度は3％未満で，欧米のそれの10分の1以下である．しかしながらBMI25以上からの糖尿病，高血圧，高脂血症，高尿酸血症，心電図異常などは有意に高まっているところから，25以上を肥満とすることには十分な意義がある．

2）体脂肪率からみた肥満の判定

BMI は身長と体重が同一であれば同一の数値を得ることになる．しかし，肥満が体脂肪の過剰な蓄積だという定義にのっとると，個々人での正確な肥満の判定は必ずしも十分になされるとは言い難い．そこで古くから，体組成に占める体脂肪の割合が求められてきた．古くは水中体重法，最近ではDEXA法が行われている．しかし，いずれも大型の設備を必要とするなどから一般化は難しい．これを簡便に行う方法として微力の電流を両足，あるいは両手に流して，その電気抵抗を測るいわゆるインピーダンス法が開発され，これが体脂肪計として広く一般の利用に供されている．KKタニタが開発した体重計と一体型の体脂肪計は，両足間に電流を流すことによって体脂肪率を求める仕組みになっている．男性25％以上，女性35％以上は肥満と判定される．

3）腹囲ならびにCTによる内臓脂肪面積の測定

肥満に関する病態生理学的な研究の進歩は，人体における脂肪組織の分布が肥満に関連する疾病・異常（表1）と密接に関連している可能性を明らかにしてきた．すなわち，腹部を中心に観察

表1．肥満がもたらす健康障害
1．耐糖能障害・2型糖尿病
2．高脂血症
3．高血圧
4．高尿酸血症・痛風
5．冠状動脈疾患・心筋梗塞など
6．脳梗塞・血栓症，一過性脳虚血発作
7．脂肪肝
8．睡眠時無呼吸症候群
9．整形外科的疾患
10．月経異常

した場合，腹壁や背部の皮下脂肪組織の量と腹腔内の脂肪組織，すなわち内臓脂肪組織との比率の変化が後者に傾いている場合，糖尿病，高血圧，高脂血症などの合併が有意に高率であることが明らかにされ，この結果，内臓脂肪型肥満が提唱されるに至っている．

古くは上半身肥満，下半身肥満，これを果物になぞらえて，リンゴ型肥満，洋ナシ型肥満などがいわれてきたところであるが，昨今は上半身肥満，りんご型肥満はともに内臓脂肪型肥満として捉えられるに至っている．

簡便な内臓脂肪型肥満の判定は臍部の高さでの腹囲により，男性85cm以上，女性90cm以上が内臓脂肪型肥満の可能性大とされている．

これを内臓脂肪ならびに皮下脂肪の面積で知る方法としては，同じく臍部の高さでの腹部CT画像により，内臓脂肪面積100cm^{2}以上から内臓脂肪型肥満が疑われ，150cm^{2}以上は確かな内臓脂肪型肥満として判定されている．内臓脂肪面積150cm^{2}以上における肥満関連の疾病・異常（表1の1〜5）の合併頻度は2.5以上になることが明らかにされている．

3．肥満症の診断とハイリスク肥満（内臓脂肪型肥満）

以上を踏まえて，肥満はBMIによって判定され，体脂肪率測定によって一定の補完がなされ，体脂肪の蓄積部位の評価によってリスクの高い肥満が診断される．

図1は，日本肥満学会による肥満症診断のフローチャートである．基本的な考え方はBMI25以上を肥満と判定し，この状態で肥満に関連する疾病・異常（表1），すなわち健康障害の合併がみ

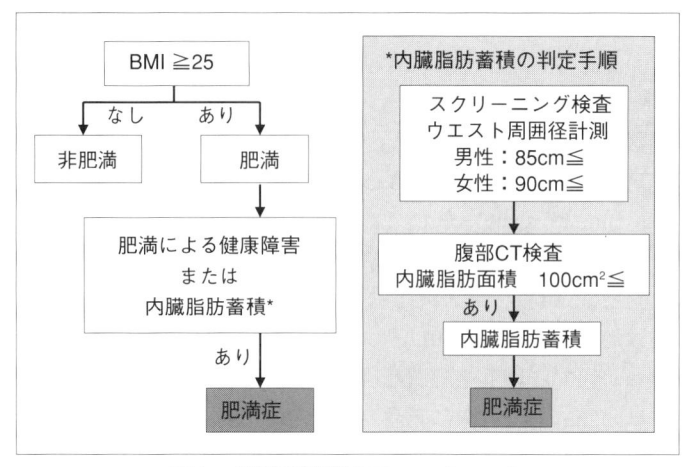

図1．肥満症診断のフローチャート

られるものについては医学的に積極的な減量をはかるべき病態だとして，これを肥満症と診断することとしている。

加えて，リスクの高い肥満として内臓脂肪の過剰蓄積に注目し，内臓脂肪蓄積の判定基準を明記し，内臓脂肪面積100cm^{2}以上についても，これが医学的な視点で減量の対象になるものとして肥満症と診断することを勧めている。

4．肥満からみた2型糖尿病

栄養，運動，休養，飲酒，喫煙などの生活習慣は，それが不適切な場合，いずれも肥満をもたらす誘因となる。いったん肥満が成立して内臓脂肪が有意に増加した状態になると，遺伝を背景に2型糖尿病，高血圧，高脂血症など，いわゆる"死の四重奏"が表面化し，動脈硬化の促進ももたらされる。

なかでも栄養の偏りと摂り過ぎならびに運動不足との関連で注目されてきているのが，肥満を伴った2型糖尿病である。

5．2型糖尿病にかかりやすい人

表2は，2型糖尿病にかかりやすい条件を示している。遺伝の重みは1と3，そして肥満に関しては2もかかわる。これらがイエスの場合は5点となる。一方，生活習慣に関しては4，5，6，7がかかわり，2についても肥満に至った生活習慣の関与をカウントすると，こちらも5点となり，

表2．2型糖尿病にかかりやすい条件

1．血縁者に糖尿病がある。（女性では妊娠糖尿病の既往あり）	3点
2．20代前半よりも体重が10％以上増えている	2点
3．血縁者に肥満，脳卒中，心臓病（狭心症など）がある	1点
4．砂糖や脂肪分を好んで食べる	1点
5．車が足がわり（運動不足）	1点
6．アルコールをよく飲む	1点
7．ストレスが多い（せっかち，イライラ）	1点

計6点以上は要注意。

2型糖尿病にかかりやすい状態は遺伝の重みと環境，すなわち生活習慣の重みが半々でかかわっていることが見て取れる。

6．2型糖尿病の診断とその進み方

厚生労働省が平成14年に行った国民栄養調査に際しての糖尿病の実態調査は，血糖値とHbA$_{1c}$の成績から糖尿病が強く疑われるものを740万人と推定し，糖尿病の可能性が否定できないものについても880万人存在する可能性を示唆している。

臨床的な2型糖尿病の診断については，表3に示す基準によって行われている。

図2は，2型糖尿病の進み方について示したものである。肥満，特に内臓脂肪型肥満が先行するなかで，遺伝を背景に筋肉や肝臓におけるインスリン抵抗性と膵臓におけるインスリン分泌異常が，緩慢な経過の中で高血糖をもたらし，その経過は

表3. 2型糖尿病の診断

1. 血糖：空腹時血糖126mg/dL以上
   　　　随時血糖200mg/dL以上
2. HbA$_{1C}$：6.5%以上
3. 75gOGTT：2時間値200mg/dL以上

前糖尿病期から軽症糖尿病期（境界型），そして明らかな高血糖のみられる顕性糖尿病期へと進展していく。

7．糖尿病の怖さ

インスリンの作用不足により高血糖状態が惹起され，これが持続する中でさまざまな合併症がもたらされる。特徴的な合併症は細小血管障害として認識され，それは眼と腎臓と神経に及ぶ。眼の主要な病変は網膜症として捉えられ，その終末像は失明に至る。これによる中途失明者は年間3,000名以上に達している。

糖尿病腎症も，その最終局面は尿毒症となり，これの治療手段として年間1万人以上が血液透析を受けている。また，神経障害は多彩な症状をもたらす中で，最悪の事態は壊疽を引き起こすことにある。これによる下肢切断者は年間2,000人を超えるものと推定されている。

このような持続性の高血糖がもたらす糖尿病特有な合併症に対して，軽症糖尿病期から罹患頻度が有意に高くなっているのが，動脈硬化による心臓や脳の血管障害である。これは，細小血管障害に対して大血管障害と呼ばれている。すなわち，2型糖尿病はすでに軽症糖尿病期から動脈硬化の進みやすい病態であることを認識し，動脈硬化の危険因子である他の併発症，すなわち高血圧，高脂血症，そして生活習慣としての飲酒，喫煙などに関して厳格なコントロールと注意が必要とされる。そして，身体的には過剰な体脂肪蓄積，特に内臓脂肪型肥満の解消がはかられねばならない。

8．ケアのための栄養と運動の実際とその効果

1）栄養（食事療法）について

食生活に関しては過去にどんな食生活を送っていたのか，また今どんな食生活をしているのかを明らかにする。基本的な食生活のあり方としては，

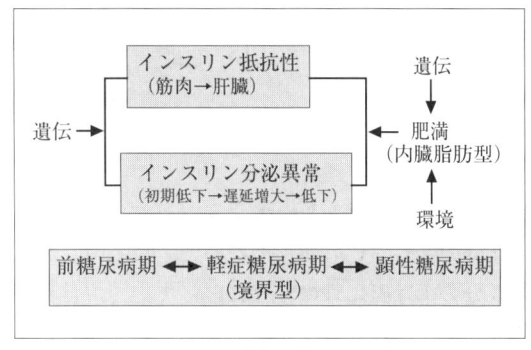

図2. 2型糖尿病の進み方

主食としての穀類プラス，毎食一汁三菜を心がけ，1日に一定量の果物（りんごならば中1個程度）と，乳製品（牛乳，ヨーグルトなど200～300g）を摂るという方式で"口で食べずに頭で食べる"ことによって肥満を解消し，適正体重を維持し，食後の高血糖を含めた血糖のコントロールをはかり，血圧や血液脂質を正常化させる。

食生活における重要なポイントは，食物繊維を豊富に摂るということにある。ひと口30回以上の咀嚼を必要とするような内容の食物繊維が豊富な食事は，結果として肥満の防止と減量に役立ち，血糖，血圧，脂質のいずれに対してもよい結果をもたらす。このような食生活は，加えて各種消化器疾患ならびに癌の予防にも寄与することが期待される。

2）運動（運動療法）について

食生活に次いでもうひとつ重要なのが運動のある生活である。身体における糖の輸送が円滑に行われるためには，インスリン抵抗性の改善をはからねばならない。特に，身体の6割を占める筋肉組織における糖利用は，肝臓における糖代謝の制御とともに血糖コントロールには不可欠な要素である。筋肉におけるインスリン抵抗性の改善には運動が最も適切な方法である。勧められる運動の仕方は，歩行を40分，調整力や柔軟性を培う体操やストレッチングなどを10分，そして全身の大小500を数える筋肉組織に対しての刺激，すなわち筋力トレーニングを10分，あわせて60分の運動が，糖代謝をはじめとする全身の代謝に好影響をもたらす。特に強調したいのは，大小500の筋肉組織に対する刺激効果である。筋肉組織は日常生活に

表4．予防の決め手「一無，二少，三多」

- 一無　禁煙のすすめ
- 二少　腹七，八分目の少食と「酒は微酔」の少酒の勧め
- 三多　多動，多休，多接のすすめ

おいて運動を意識しないまま過ごしていると，その3分の2くらいしか使わないことになり，残りの3分の1は廃用性の萎縮に陥っていく。筋肉が萎縮し，これに反して体脂肪が過剰に蓄積される状況はインスリン抵抗性を高め，肥満を助長し，糖尿病を悪化させる。

このような全身運動の効果は週単位でみた場合，500kcal以下のごくわずかな運動でも，精神的ストレスの解消を，また500kcal以上では体力の回復と生活習慣予防に役立ち，1,000kcal以上では血圧，脈拍数，呼吸機能，コレステロール，血糖のコントロールに連動していく。すなわち，1日1時間の運動への投資は肥満，そして2型糖尿病，高血圧，高脂血症など生活習慣病における動脈硬化の予防に役立つ。

最後に，以上の栄養と運動に加えて肥満や2型糖尿病など，動脈硬化をもたらす多くの生活習慣病の予防には，禁煙と少酒，そして質のよい休養（睡眠），加えて多くの人・事・物に接する中で趣味を豊かにし，創造的な生活をすることの有用性を強調したい。これをワンフレーズで表すと"一無（禁煙），二少（少食，少酒），三多（多動，多休，多接）"（**表4**）となる。

第3章 栄養改善効果と評価指標

高脂血症へのアプローチとその評価

齋藤　康*

1. はじめに

　高脂血症はその多くは痛いとか痒いという症状には乏しく，医療の始まりとも言える，患者の訴えを除くという意味は，特別な場合を除いて少ないとも言える。しかし，血中の脂質が高いということが冠状動脈の付近に脂質を蓄積させて，心臓病を引き起こしていることを観察したのは数百年前であることが知られており，高脂血症が生命予後にとって重要な因子であることが知られるようになっている。すなわち，動脈硬化の危険因子としての治療対象として認識されたのである。一方，水に溶けない脂質という性質はその代謝病態を解析するうえでも特異な研究が求められたのである。すなわち代謝を司る多くの酵素が水に溶ける反応であるのに対して，脂質代謝ではその基質が水に溶けないという性質を持つことを考慮しなければならないことである。このような脂質の持つ特異性を考えて大きく2つについて述べたい。ひとつは高カイロミクロン血症による臨床とその治療の工夫，そしてもうひとつは動脈硬化の治療を考慮した高脂血症の治療とその考え方について述べる。

2. 高カイロミクロン血症へのアプローチ

　高脂血症の血清の性状を観察すると，全体が白く濁る，主としてVLDLの高い血清，全く正常と変わらないLDLの高い血清，そして静置するとクリーム層を形成するカイロミクロンがみられる血清に分類できる。この中でカイロミクロンの高いときには急性腹症と言われる腹痛を伴う膵炎を呈することがある。中性脂肪が高いのが特徴であり，1,500mg/dLを超えると膵炎を起こすことが多いと言われる。その鑑別診断をすることにより，それほど困難ではなく，治療も絶食をするということで2，3日で症状は回復する。その原因は血中にあるカイロミクロンの中性脂肪を分解するリポタンパクリパーゼ（LPL）の欠損，またこのLPLの作用を発現させる補酵素として作用するアポC-Ⅱを欠損していることがあげられている。

　しかしこのように説明できない病態も経験する。われわれは以下のような症例を経験した。14歳の少女で，繰り返す腹痛で来院した。その時の検査で中性脂肪は2,000を超え，膵炎を示唆するアミラーゼの上昇がみられた。血清の性状は明らかにカイロミクロンを示していた。すぐに絶食療法を行い，中性脂肪は急激に低下してアミラーゼも回復して腹痛も消失した。この症例では繰り返す腹痛のために，摂食による栄養が十分でなく，それは第二次性徴の発育がみられないという状況を起こし，長期の栄養管理が必要であることがわかった。ここで高カイロミクロン血症を疑い病因を明

*千葉大学大学院細胞治療学

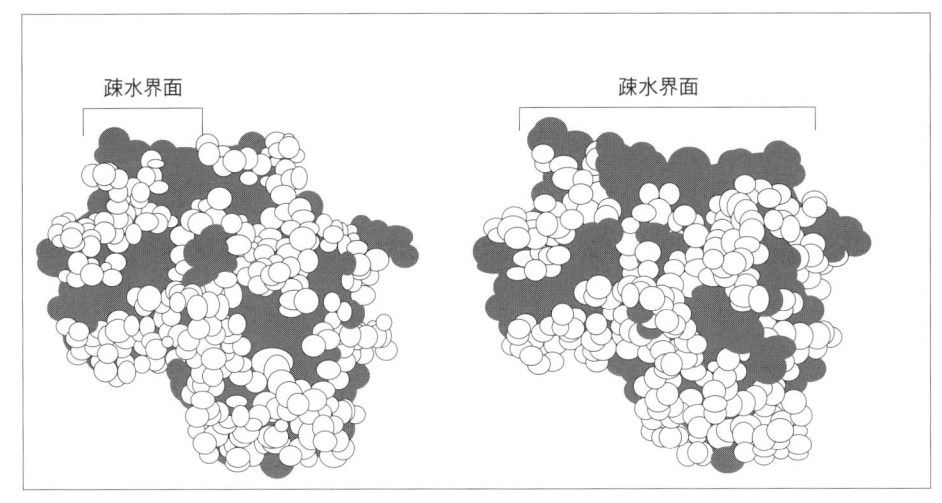

図1．リパーゼの界面活性化

らかにするために，原因の因子としてアポC-Ⅱを測定したが，欠損はみられていない。またLPLのタンパク量を測定したが明らかに存在することがわかった。これは表現型は明らかに高カイロミクロン血症であるが，その原因は従来報告されているものとは異なることが明らかである。すなわち，基質である中性脂肪が十分にあり，その中性脂肪を分解するLPLは存在するが，その反応が起こっていない，あるいは著明に減少しているということが推測される。

　ここで，リパーゼの反応について考えてみたい。酵素反応は本来酵素と基質の会合すなわち酵素-基質複合体の形成，それに引き続く酵素反応の発現，すなわち中性脂肪の分解反応の発現である。先に述べたように，水に溶けない基質に反応するために，リパーゼは基質の存在によってその表面に疎水性の部分を出すという構造変化を起こすという反応を起こしていることが知られている（図1）。このことは，リパーゼを一定にして基質の物理化学的性質を変化させて反応をさせると，その活性は著しく変わることでも知ることができるのである。したがって，極めて重要な反応機序であることを示唆しているのである。

　このようなリパーゼ反応論を考えて，この症例の病態を考えたい。まずこの症例のリパーゼと基質との複合体の形成について検討した。リパーゼとVLDLとあらかじめincubateし，その後，ゲル濾過を行いcomplexを検討した。すると症例

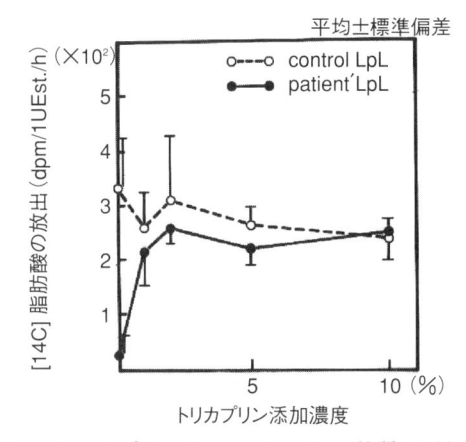

図2．トリカプリンをトリオレイン-基質に添加した際の患者LPLによるトリオレイン水解反応に及ぼす影響

では対象とは異なり，complexの形成はみられなかった。すなわち，この症例は基質を認識するという機能を欠損していると言い換えることができる。遺伝子解析ではLPLタンパクの末端の2つのアミノ酸欠損がみられるのみであった。この欠損がLPLの活性発現に関与していることを別の実験で明らかにした。この症例の治療を考える時，遺伝子治療などによる補充も考えられるが，それはそれとしてたしかに機能異常はあるとしても，このLPLに反応を発現させてやるという治療も考えられるであろう。そこで，この症例のLPLに活性を発現させられるような基質の状態をいろいろつくり，治療に使用できるような物質を検討して，中鎖中性脂肪を加えてみると反応が

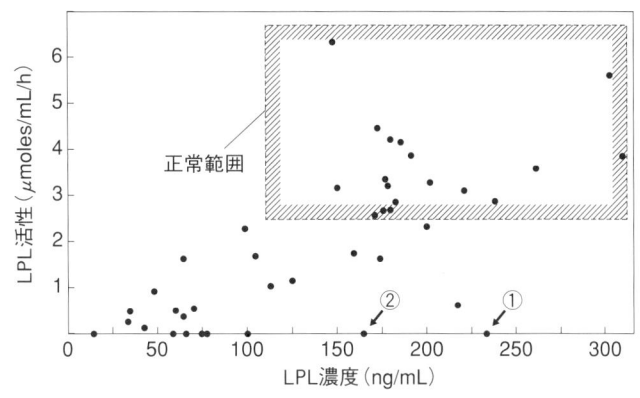

図3．LPL活性と存在濃度の関係

起こることがわかった（図2）。すなわち，中鎖中性脂肪を含む時にできる基質の状態をこの酵素は認識できることを表しているのである。そこで治療を考えて利用できる製剤にして経口摂取すると，中鎖脂肪酸がカイロミクロンに含まれていることがわかり，その濃度が1～2％であり，それは基礎検討で行った濃度と一致していた。そこでこの症例で中性脂肪をみると，明らかに低下がみられた。このことによって脂肪の摂取をある程度増やすことができ，それにより体重も標準に近づき，第二次性徴も発現するという効果を得ることができた[1]。このような症例は多く存在するということを推測して，スクリーニングとしてLPLのタンパク量と活性の関係を検討すると，LPLタンパクが存在するのに活性の発現が著明に低下しているという症例がかなりあることが明らかになった（図3）。このような中には阻害因子の存在なども考えなければならないと思われる。

以上のようなことから，高カイロミクロン血症の原因としてLPL欠損，アポC-Ⅱ欠損に加えてLPL機能異常症を加えることを提唱した。それはこの障害された機能を酵素反応論を考慮して治療を可能にすることがあることを経験したからである。

3．高脂血症と動脈硬化

高脂血症が動脈硬化の危険因子であることはよく知られているが，近年治療法の進歩は食事・運動の科学的アプローチができるようになったこと，それに加えて脂質低下剤が強力であり，かつ安全に使えるようになり，食事運動を基礎に長期にわたる脂質低下療法による動脈硬化のイベント，心筋梗塞などの発生抑制をみる研究が多くなされてくるようになり，その成果も報告されている。その成果は，その対象が一次予防であれ二次予防であれ，また対象が男性でも女性でも，成人でも老人でも，高脂血症以外の危険因子を持っていても，いずれにおいても高脂血症治療の効果を明らかにしている。しかしその効果についていくつかの介入試験をみると，イベントの抑制効果は20％～40％程度である。さらにより強力に下げるという試験や，コレステロールではなく中性脂肪に注目して低下効果をみる試験などが行われているが，それでもほぼ同様の結果である。確かに20～30％としてもその効果は評価されるべきであるが，なぜ100％にならないかという疑問もある。これはひとつには動脈硬化の危険因子は脂質だけではなく，年齢，性別，家族歴というような自分では修正できないようなものから，糖尿病，高血圧，既往歴，肥満など数多くあるのである。これらの危険因子もコントロールすることが必要であり，事実，危険因子は重なれば重なるほど危険度が増すことが確かめられていることによってその必要性が裏づけられる。そのようなことから，日本動脈硬化学会は危険因子を加味した高脂血症の診療ガイドラインを提唱した（表1）。このようないろいろな危険因子を考慮して診療すること以外に，脂質が血中に存在するときに極めて多彩な存在様式を示し，それは脂質が単独で存在するのではなく，他の脂質とともに特異なタンパクとともにいわゆる

表1. 高トリグリセリド血症の治療目標

冠動脈疾患		主要危険因子	脂質管理目標値(mg/dL)			
			TC	LDL-C	HDL-C	TG
A	なし	0	<240	<160	≧40	<150
B1		1	<220	<140		
B2		2				
B3		3	<200	<120		
B4		4≦				
C	あり		<180	<100		

TC：総コレステロール，LDL-C：LDL コレステロール，HDL-C：HDL コレステロール，TG：中性脂肪．

表2. 家族性高コレステロール血症におけるミッドバンドと冠動脈疾患の関係

群	ミッドバンド	
	なし	あり
狭窄スコア	5.8±7.8	11.9±6.3
	$p<0.05$	
虚血性心疾患罹患率(%)	35.7%	78.6%
	$p<0.05$	

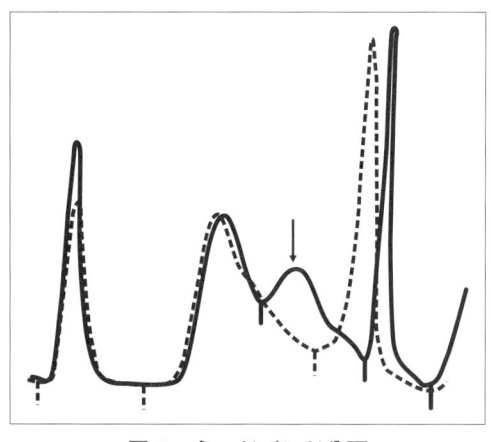

図4. ミッドバンド分画

リポタンパクとして存在することを知ることが大切である．この単位で代謝されるのである．脂質の種類とタンパク質の違いなどによって，基本的には5つのリポタンパクがある．これに加えて代謝過程や血中での変化によって性質の異なったリポタンパクが存在してそれらがコレステロールや中性脂肪のレベルとは違った量的変化をするのである．これらの中には動脈硬化のより強い危険因子になっているものもある．これらにも治療の目を向けることが求められるのである．それらの中には電気泳動でリポタンパクを分析した時にVLDLとLDLの間に泳動されるmidbandがみられることがある（図4）．これは冠動脈硬化の危険因子である．家族性高コレステロール血症とい

うその死因の80%近くが心筋梗塞と言われる極めて重症の高コレステロール血症であり，平均寿命も20年から30年短いといわれる疾患である．このような疾患でもmidbandの有無で比較すると，ある場合にはない場合に比較して，狭窄度でも虚血性心疾患の頻度でも約2倍である．したがってコレステロールとは違った危険因子ということができる（表2）．また電気泳動でLDLより少しサイズが小さいsmall dense LDLと言われる画分がみられることがある．これはLDLとは代謝が異なり，動脈硬化に対してLDLよりも強い危険因子である．これがなぜ危険なのかということについてその性質を検討すると，酸化されやすい性質を持つことがあり，代謝動態が異なること，マクロファージにとりこまれ泡沫細胞を形成することがみられた[2]．このように，基本のリポタンパクとは異なった存在様式を示す，動脈硬化促進の画分に対する治療も考慮しなければならないことを示している．

4．治療効果の判定と考え方

治療をする時にその反応性には当然個人差があることも考えなければならない．食事療法でも極めて厳密に食事療法を行ってもその減量は個人差がある．さらにその個人差はコレステロールを指標とすると必ずしも減量と一致しないし，それは中性脂肪に対する低下でも同様である．すなわち

表3. 多面的効果

- 炎症の阻害
  - リンパ球の移動と侵襲の阻害
- 抗酸化
- サイトカイン生産とアクチンの阻害
- 平滑筋細胞の移動・増殖の阻害
- 血管内皮細胞の移動・増殖の阻害
- 内膜肥厚の阻害
- プラーク破裂の阻害

体重がよく下がったとき，全体でみるとたしかにコレステロールも中性脂肪も低下するのはよくみられるが，そこの対象の1例，1例でみると減量できた例が必ずしもコレステロールがよく下がったとは言い切れないということである．すなわち，食事に対する反応性にも個人差が存在するのであり，その反応性の個人差は治療薬でも同様であり，これらを考慮した治療が必要である．

さらにコレステロールを下げる目的で使われた薬がコレステロールを下げるだけではなく，動脈硬化の発生，進展に関与する細胞生物学的機序を含めて動脈硬化を予防，治療する可能性が推測されている（pleiotropic effect）（表3）．介入試験を解析するなかで，最終的に得られたコレステロール値が平均で同じである対象で非投与群と投与群で比較すると，投与群のイベントが低いことが明らかになり，これはコレステロールレベルでは説明できず，治療薬の持つpleiotropic effectと言えるのである．したがって，このような効果も考慮して評価することが求められる．事実，このpleiotropic effectは *in vitro* でも研究がなされ，多くの知見が積み重ねられている．

5. おわりに

高脂血症へのアプローチは単にコレステロール，中性脂肪のレベルというだけではなく，それらの代謝の特異性，リポタンパクとしての機能とその変化，個人差，治療薬の機能などを考慮してアプローチし，評価していくことが求められる．

文　献

1) Murano, T., Matsumura, R., Misawa, Y., et al.: Related Articles, Links Interaction of endothelial cells and triglyceride-rich lipoproteins with apolipoprotein E (Arg → Cys) from a patient with lipoprotein glomerulopathy. Metabolism, 51(2): 201-205, 2002.
2) Yamazaki, K., Bujo, H., Taira, K., et al.: Related Articles, Links Increased circulating malondialdehyde-modified LDL in the patients with familial combined hyperlipidemia and its relation with the hepatic lipase activity. Atherosclerosis, 172(1): 181-187, 2004.

第 4 章

ニュートリゲノミクスが拓く健康づくり

第4章　ニュートリゲノミクスが拓く健康づくり

病気の予防・治療戦略における
ニュートリゲノミクスの重要性

ジョン・ミルナー*

【要約】

　栄養学は，健康増進を目標とした，現在も活気に満ちた基礎的学問である。今後の栄養学の進歩は，食物に含まれる個々の生理活性食物の作用機序を理解することにかかっている。このようなメカニズムの評価や，健康を増進するために何が最も重要なのかを明らかにすることは，間違いなく魅力的なものとなる。特に，食物成分間の相互作用の多様性やゲノミクス科学の影響を考察することは興味深い。ニュートリゲノミクス（ニュートリジェネティクス，栄養エピゲノミクス，栄養トランスクリプトミクス）を総合的に理解することは，プロテオミクスやメタボロミクスにおける関連した変化と共に，食事介入に際して非応答者から応答者を同定するために重要度が増してくるだろう。これらの情報を明らかにすることは，食と健康との関係について基礎・臨床・疫学研究の間でみられた知見の対立や矛盾した結果を解決する助けになると考えられる。また，このような新しい知見は，食事介入策から最も利益を得る人を予想するためのバイオマーカーとして提供されることは確実である。これらの取組みは険しい道のりであるかもしれないが，健康の保証と病気の予防により得られる利益の重要性を考えると果敢に取り組む必要がある。

　歴史的にみて，食習慣は，心疾患や癌を含むさまざまな病気の発生率やその病気の程度を左右する重要な要因として考えられてきた[1-3]。残念ながらこれまで公表されてきた文献は，食事と健康との関係について多くの矛盾点も明らかにしている[4,5]。しかしながら，このような矛盾は健康が多因子的で複雑な性質であることや，個々の食物成分がそれぞれ異なる遺伝子経路に影響を与えていることを反映しているためと考えられる。紛れもなく非常に多くの食物成分が，いくつかの細胞プロセスに影響を与えていることが報告されている[1,3]。そしてそれらには癌や心疾患に関連するものが多い。全体としては，食物に含まれる生体に必須あるいは非必須な成分の両者が，健康と病的状態の間のバランスに関係する細胞プロセスに影響を及ぼすという証拠が得られている。このような食物成分は植物由来とは限らず，体内摂取により共役リノール酸やn-3系脂肪酸のような物質を提供しうる動物由来産物（zoochemicals）も健康に影響を与える。同様に，キノコから得られる成分（fungochemicals）も，いくつかの生理的プロセスに影響を与えることが示されている。ま

*米国国立がん研究所

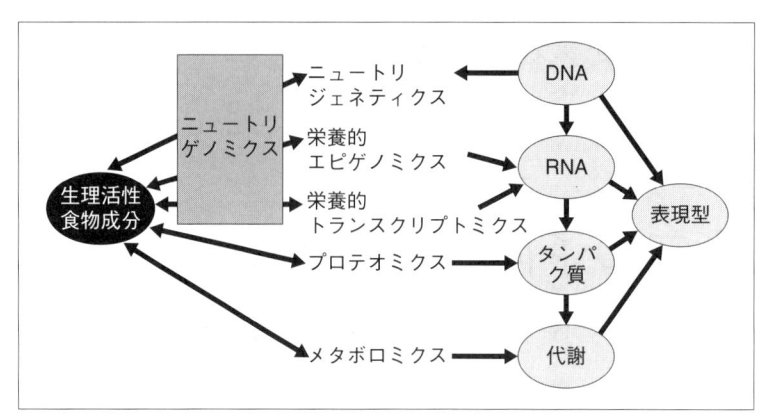

図1　栄養のオミクス

ニュートリジェネティクス，栄養的エピゲノミクス，栄養的トランスクリプトミクス，プロテオミクス，メタボロミクスの融合は，栄養が健康に対して担っている役割を正しく理解するために不可欠である。

た消化管に常在する微生物も，病気のリスクを左右するような物質（bacteriochemicals）を産生することによって，さまざまな場所で重要な役割を演じていると考えられる。

1．遺伝子-栄養素の相互作用

食事，表現型および健康について，これらの複雑な相互関係を解明するためには，遺伝学と食関連疾病にかかわる多型（ニュートリジェネティクス），栄養素によって誘導されるDNAのメチル化やクロマチンの変化（栄養エピゲノミクス），栄養素によって誘導される遺伝子発現の変化（ニュートリゲノミクス），タンパク質の構成や生理活性変化（プロテオミクス）などを同時に系統立てて進めることが必要である（図1）。さらに，摂取した食物が機能性を発揮し，要求される代謝反応（メタボロミクス反応）を引き起こすためには，食物成分が影響を与えるのに十分な濃度で，しかも正しい構造で存在していなければならない[6]。そして以上のような検討から得られる結果と膨大な情報を管理することに挑むには，適切な情報科学的アプローチとツールの使用に注意が必要である。

2．ニュートリジェネティクス

食物の生理活性成分による効果には個人によるばらつきがあるが，その原因のひとつは遺伝子多型であると考えられる。実際に，一塩基多型（SNPs）が発病リスクと関連しているという事実が，次々と明らかになっている[7-9]。例えば，いくつかの候補遺伝子における変異はHDLコレステロールレベルを上昇させ，心臓病に罹患し難くする[8]。さらに，少なくともいくつかの遺伝子多型は，食物摂取での影響を受ける可能性があるという報告も出始めている。また水溶性食物繊維の摂取，遺伝学的背景および血圧の間にひとつのニュートリジェネティクス的な相互関係が観察された[10]。Hegeleらはこのような炭水化物（食物繊維）摂取に起因する血圧の反応性が，アンジオテンシノーゲン遺伝子の多型によって影響されることを報告している[10]。このような研究は食物の機能性からすべての人々が同様な効果を得られるわけでなく，ニュートリジェネティクスに基づいた個人に最適化（テーラーメイド）した開発手法が適していることを示している。単一遺伝子と健康との間の関係を研究することは，非常に多くの生物学的機構とバランスを手付かずで与えられるようなものであるが，それでも食事介入策から最も利益を被る人々を同定するためのひとつの出発点となると考えられる。

食物成分が影響を与える，恒常性の調節に関係する遺伝子の多型には，発病率と関連があるものが知られている。例えば，メチレンテトラヒドロ葉酸還元酵素（MTHFR）遺伝子における677番

目のコドンがCからTに変異した一塩基多型（結果としてアミノ酸はバリンからアラニンへ変異する）は，葉酸の代謝に影響を与えると共に，癌の発症率と関連性がある[11]。葉酸は食物からの摂取に依存しているので，食習慣はこの多型の影響を悪いものにしたり，逆によいものにしたりする[9,12]。例えばMTHFRがTT遺伝子型の人は，血漿中の葉酸が5.5ng/mL以上であると大腸癌の発症リスクが下がるが，この値を下回るとリスクが逆に上がることが知られている[12]。これはおそらく，血漿中の葉酸濃度は食物から摂取したビタミンB量を反映しているためと考えられる。これに対して葉酸摂取量と大腸癌リスクの関係はCCやCT遺伝子型の人ではみられないので，このような葉酸の多量摂取により利益を得るのはTT遺伝子型の人だけである。この結果から，再び食事と健康に関するテーラーメイド的なアプローチについていくつかの疑問が出てくる。その中にはMTHFRの多型がみられた現象の理由として，以下にあげるような事項を含んだ興味深い疑問点も存在する。すなわち，①DNA合成時にTへのウラシルの誤挿入とそれによるDNAの不安定化が生じる可能性，②5-メチルテトラヒドロ葉酸量の減少による部位特異的DNAメチル化パターンの変化の可能性，③一炭素（C_1）単位の代謝に影響する葉酸以外の因子と比較して必要とされる理想的な葉酸摂取量が存在する可能性，④他の生理活性食物成分の何かが疾病リスクに関しても同様の変化を起こす可能性などである。

1,25-ジヒドロキシビタミンD_3（1,25 D_3）は細胞の増殖と分化調節機能を持つ物質で，ビタミンD受容体は，このホルモンの生理的効果全体に影響を与えることが知られている。最近の結果から，カフェインの多量摂取による骨の損失は，ビタミンD受容体の遺伝子型に依存していることが示唆された[13]。このような知見は，食物の生理活性成分が生体に影響（この場合は悪影響）するためには必要な濃度があることを示し，その成分に対して感受性が高い人々がいる事実を明らかにした。さらに上記のようなケースでは，カフェイン摂取量を減らすことや，ビタミンDとカルシウムの摂取量を単独あるいは両方増やすなど，カフェインに高感受性な人々の骨の損失を防ぐために実行可能な方策が複数考えられることから，遺伝子多型の影響を回避するための戦略は1つではなく，さまざまな方向からの多くの代替戦略が存在することも示唆している。

過酸化水素のフリーラジカル除去を行うセレン酵素であるグルタチオンペルオキシダーゼ（GPx）における多型に，198番目のコドンが変異しアミノ酸がプロリンからロイシンとなるものがある。そしてこの置換は，肺癌[14]および乳癌[15]のリスクを高める。最近，GPx合成を調節する遺伝子領域が，セレン摂取により影響を受けることが示された[15]。しかし今のところ，GPxの多型がClarkらにより報告されたセレン摂取後の発癌リスクの減少[16]に影響しているかどうかは明らかではない。また，フリーラジカルの生成や他のメカニズムがGPx遺伝子の多型と発癌リスクとの関係を説明するにも至っていない。

全体的に見れば，遺伝子多型は生理活性食物成分の機能性を左右する複数の生理的反応に影響を与えていると考えられる。標的分子が修飾されるだけでなく，食物中の生理活性成分の生物学的利用率（吸収，活性化，代謝）の変化に影響している可能性も考えられる。また単一の遺伝子多型がある表現型の違いに関係している可能性はあるが，これらが実際に原因となっているかどうかは今のところ明確ではない。実際に，生理現象が複数の因子により調節されていることから考えると，生体にとっては，単一の遺伝子に依存した調節よりも，複数の遺伝子群やそれらの産物の組合わせによる調節のほうが有益であると言える。

3．遺伝子-栄養素の相互作用に関するモデル

さまざまな基礎研究により，生理的に重要な遺伝子－栄養素相互作用の例が報告されている。特にショウジョウバエ，線虫，さまざまなタイプのげっ歯類などにおける遺伝子研究は，健康増進と病気予防に関与する重要な生物学的経路を明らかにするために極めて有用である[17,18]。これらのモデルは，実際に詳細な臨床的検討を行う生理活性成分を見つけるためのスクリーニング方法として

活用されている。このような基礎研究が，食品成分の作用メカニズムや最適な摂取方法を明らかにするための情報を与えてくれることは明白である。

p53の発現の変化は，栄養素に対する反応がどのような仕組みで遺伝子依存的となっているかを示す典型的な例である。p53は，無秩序な細胞増殖を防ぎ，これをコントロールする機構において極めて重要な役割を担っている。また，いくつかの食物成分は，p53の発現に影響を及ぼすことがわかっている。さらに，亜鉛摂取はN-ニトロソメチルベンジルアミン（NMBA）によって誘発された食道癌に効果があり，この機構はp53の活性に依存すると報告されている[19]。p53遺伝子の欠損は，マウスを亜鉛欠乏させた場合と比べて，食道および前部胃癌の誘発と進行をそれぞれ異なる程度で加速した[19]。この報告は，遺伝子-栄養素の相互作用がすべての組織で同レベルに起こらないことを示している。

肥満が癌を含む数多くの疾病原因のひとつであるという認識は，ますます高まっている[20, 21]。カロリー制限は，トランスジェニックやノックアウトモデルも含め，実験的に誘発した癌の抑制に効果があることが正確に示された実験操作のひとつである[22]。p53欠損マウスにおいて離乳後に開始したカロリー制限は，自然発症の癌の潜伏期をおよそ75％延ばすことが明らかとなった[23]。また，その他のエネルギーバランスの調節に関与したいくつかの遺伝子変異が，疾病リスクの決定因子としてあげられている[24]。なぜカロリー制限が多数の遺伝子発現変化に結びつくかについては，現在精力的に研究が進められている。

ノックアウトモデルは，生理活性食物成分の標的分子を解明するために有用である。最もよい例のひとつは，ブロッコリーに含まれる生理活性成分スルフォラファン（Sulforaphane）が，フェーズⅡ酵素*の誘導に関係していることを明らかにした研究である[25]。Nrf2（nuclear factor E2 p 45-related factor 2）は，フェーズⅡ遺伝子群のプロモーター領域の抗酸化物質応答配列に結合することにより，フェーズⅡ遺伝子の発現調節における中心的な役割を担っている。nrf-2遺伝子欠損マウスにスルフォラファンを与えた場合，グルタチオントランスフェラーゼおよびキノンレダクターゼは誘導されなかったが，野生型マウスではこれらの発現が誘導された。このメカニズムのうちのひとつは，スルフォラファンがNrf2の機能を抑制するKeap1の活性を阻害したことによると考えられている[26]。

4. DNAのメチル化とその他のエピジェネティック現象

エピジェネティック現象は，遺伝子が選択的に活性化あるいは不活化されるのに重要なメカニズムである。エピジェネティック現象は，生じる位置での調節が可能であるので，食事を含む環境要因が健康に影響を及ぼすための仕組みのひとつである可能性が考えられる[27-30]。異常なDNAメチル化のパターンは癌にほぼ普遍的なものであり，DNAのメチル化の変化は，多くの癌組織（例えば大腸，胃，子宮頸部，前立腺，甲状腺，胸）で観察される。部位特異的なメチル化の変化も癌で観察されており，遺伝子調節や癌化に重要な役割を担っているのかもしれない。抗酸化活性を持ついくつかの食物成分（主要な栄養成分，微量成分を含む）は，DNAメチル化と関係しているという興味深い報告がある。食物成分とDNAのメチル化については，4つの生理的経路への関係が示唆され，議論されている。第一は，食物成分が，S-アデノシルメチオニン（SAM）合成に対して，利用可能なメチル基の供給に影響を及ぼすと予想されることである。古典的な一炭素単位の食事摂取操作の実験により，DNAメチル化パターンを変化させるには供与物質の供給が重要であること

---

*フェーズⅡ酵素：フェーズⅡ解毒酵素群。肝臓内には異なる2つの解毒システム，フェーズⅠとⅡが存在し，フェーズⅠで有毒分子はチトクロムP-450によりintermediates（中間物）と呼ばれる成分となる。フェーズⅡ（conjugation pathway）では酵素がその中間物と結合し，その毒性を低減し排泄しやすくする。フェーズⅡは，グルタチオン抱合，メチル化，硫酸化，グルクロン酸抱合，アセチル化，アミノ酸抱合という6つのpathwayで構成され，それぞれエネルギーや特別な栄養素が必要である。

が実証されている[30,31]。メチル基の欠乏により，DNA全体での低メチル化が起こると同時に，一方では特定の遺伝子の過剰メチル化が生じることや[32]，メチル基の摂取不足が，*c-myc*, *c-fos*および*c-H-ras*を含むいくつかの遺伝子の特定のCpG領域の低メチル化を引き起こすことが明らかとなった[33]。さらに，Cooneyら[34]は最近の研究で，妊娠中のアグーチマウスに対して適当な食事制限を行うと，生まれてくる仔の表現型に影響を及ぼすことを報告した。これらの結果は，食物の長期摂取による効果の確立は，供給のタイミングがポイントとなること，また，食物による影響は子宮にいる時から受け始める可能性を示している。

食事性因子とDNAのメチル化の関係で示唆される第二の機構は，セレン投与の研究でみられたように，食物成分がDNAメチルトランスフェラーゼの活性を調節し，メチル基供与物の利用性に影響する可能性である[35]。食品成分が調節可能な第三の機構は，DNAの脱メチル化活性への影響である。しかしながら，これについては現実にどれだけ起きているか議論の持たれるところである。第四に，DNAメチル化のパターンが，食物中の活性成分に対する反応に対して影響する可能性があげられる。急性前骨髄球性白血病細胞のレチノイン酸による処理は，レチノイン酸β2受容体遺伝子のプロモーター領域の脱メチル化を引き起こす[36]。この操作により細胞は分化誘導され，レチノイン酸β2受容体mRNAが蓄積する。

5．栄養トランスクリプトミクス

ハイスループットなゲノミクス技術の利用は，食物の生理活性成分が強い影響を与える分子経路やその下流の現象を解明するための技術として，ますます一般的なものになってきている。これらの栄養トランスクリプトミクスに関連した発見は，食事に関連した疾患につながる代謝経路と恒常性の調節において，鍵となる分子標的を同定するための魅力的な機会を提供してくれる。一般的に，遺伝子発現のプロファイリングは，栄養研究では3つの異なる目的に対して用いることができる[37]。第一に，生理活性食物成分あるいはその摂取方法についての有益あるいは有害な効果について，根底を成すメカニズムを解明するための糸口を提供することができる。第二に，病気のごく初期に変化することで，病気の分子バイオマーカーとして利用可能な重要な遺伝子を見つける助けとなることである。第三に，栄養素による遺伝子調節の基本となる分子経路を同定し，特徴づけることができる。

ここで，必須微量元素であり通常の食物に含まれているセレンは，ある種の癌を防ぐという明らかな事実がある。セレン欠乏食を与えたマウスのマイクロアレイ解析では，DNA損傷，酸化ストレス，細胞周期の調節に関与する遺伝子の発現が上昇し，解毒作用に関与する遺伝子発現が抑制された[38,39]。Dongら[39]は，セレンによって引き起こされる遺伝子発現変化をより詳細に解析する目的で，オリゴヌクレオチドアレイ技術を用いて，セレンのヒト前立腺癌細胞の増殖阻害活性についての解明を試みた。セレンの処理により，解析した全12,000遺伝子のうち2,500以上の遺伝子について発現変化が観察された。クラスター解析を行った結果，これらの遺伝子発現データはセレンによって変動する12個の異なる動的パターンのクラスターに集約された[39]。これと類似した手法が他の生理活性食物成分の解析にも有用と考えられる。また，なぜセレンがこのように多くの遺伝子発現変化を引き起こすのかは，今のところ明らかではない。mRNAの安定性や細胞内カルシウム濃度など，いくつかの包括的なメカニズムにおける変化が，与えられたひとつの食物成分で多くの遺伝子発現が変化することを説明できる。さらに，このような生理反応は，摂取する食品成分の量とそれに曝露される時間に非常に依存している。今までのいくつかの報告の中には，非常に極端な条件下で起こる現象であったり，実験計画が適切でなかったり，摂取後の期間などが十分に検討されていなかったりするものが存在し，摂取量の妥当性について疑問を持つべきものがある[40]。

以上のように遺伝子発現のプロファイリングは，食物成分の分子レベルの反応について類似点や相違点を見いだすために有用であると考えられる。Mariadasonら[41]は，大腸癌由来細胞株SW620を

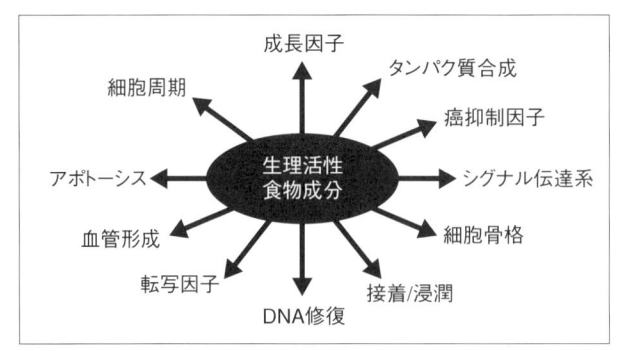

図2．食物の生理活性成分によって一斉に影響を受ける可能性がある
遺伝子カテゴリー区分（カテゴリーはDongらの報告に基づいた）

用いて短鎖脂肪酸である酪酸と香辛料のクルクミン，および2つの薬品（トリコスタチンA，サリンダック）による遺伝子の発現変化を比較した。その結果，サリンダックとクルクミン，酪酸とトリコスタチンAがそれぞれの遺伝子発現に類似性を示し，これらの作用に対して同様なメカニズムが関与していることが示唆された[41]。共にヒストンデアセチラーゼを阻害することが知られている酪酸とトリコスタチンAの遺伝子発現および，ヒストンのアセチル化動態への効果を比較することで，ヒストンのアセチル化の変化により同時に制御されていると思われる遺伝子のサブセット（これらは発現が促進する遺伝子と抑制される遺伝子の両者を含む）を同定した。したがって，遺伝子発現のプロファイリングは，食物成分の活性についての分子機構を明らかにするための重要な手がかりとなると思われる。さらにこれらの検討は新たな仮説を生み出すために重要なだけでなく，食物成分間に生じる相乗的ならびに拮抗的な相互作用を考察するきっかけも提供するであろう。

マイクロアレイ技術を用いたエネルギー制限に関する解析で，サイクリンD_1とE_2F遺伝子ファミリーに属する因子の発現が抑制される明確な証拠が得られた[55]。さらにこれらと他の関連した報告により，なぜカロリー制限で細胞分裂が抑制されるのかについて，メカニズム解明の手がかりが提供されると共に，栄養素と遺伝子の相互作用を解析するためには経時的な検討が非常に重要であることが明らかとなった[42]。特に彼らは，カロリー制限の結果生じる遺伝子の発現変化は比較的短時間なものであり，カロリー制限をやめると1週間でほぼ元に戻ると報告している[55]。したがって，食物の生理反応について立証する場合は，特定の食品や成分の量を考察すると同時に，時間軸を考慮すべきである（図2）。

全体的に見て，いくつかの食物成分は，多くの遺伝子の発現を調節することがわかってきた。しかしながら，どのような細胞シグナルが，遺伝子発現におけるこのような広範囲で変化に富んだ反応を説明できるのかは，依然不明のままである。今後は，mRNAの生成や安定性，あるいはその他の細胞内イベントを含む，数多くの遺伝子発現変化を説明する共通なメカニズムを理解することに，さらに注意を集中する必要があるだろう。この情報は，非常に複雑で複合的な細胞調節に関する疑問に対して重要な知見をもたらすと思われる。

6．プロテオミクス

プロテオームとは，生物が作り出すタンパク質全体を指す[43]。しかしながら，ゲノムと異なり，プロテオームは動的で，細胞の種類や状態，あるいはさまざまな食物成分との接触で大きく変化する[44,45]。食習慣は，タンパク質の合成や分解の場面だけでなく，翻訳後のタンパク質の状態の多くに関与していることが知られている。栄養素の摂取が適切な状況下でさえ，タンパク質の発現は常にmRNAの発現と相関しているわけではない。これは，1つの遺伝子から複数のタンパク質が生成される，選択的スプライシング機構などの影響であると考えられる。また，翻訳後の修飾（糖鎖修飾，リン酸化，酸化，還元など）も，1つの遺伝子あるいは転写産物から多くの異なるタンパク

質が生じる要因となっている。これら修飾されたタンパク質は，しばしば異なる生理活性を持つ。食物成分がどのように翻訳後の現象に影響を及ぼすのか，またこのような翻訳後修飾による変化がどのように表現型の変化を決めるのかについて報告がされてきている。

ジアリルジスルフィド（DADS）は，ニンニク加工品から発見された化合物で，タンパク質を翻訳後に修飾する物質として知られている。DADSはさまざまな癌細胞の細胞周期をG2/M期で静止させる[46]。少なくともこの阻害の一部は，分裂プロセスを通じて細胞の発達を決定しているサイクリン-cdc複合体の過剰なリン酸化によるものであることが明らかとなった。また，この阻害はextracellular signal-regulated kinase（ERK）活性の変化にも関係している[47]。ウェスタンブロット解析により，DADSの摂取はERKタンパク質の量自体には影響しないが，そのリン酸化を促進することがわかった[47]。したがって，特定の食物やその成分を摂ることによって起こる生理学的な結果のいくつかについては，タンパク質活性のわずかな変化で説明することが可能であると考えられる。

プロテオミクスの解析を進めるためには，タンパク質成分や関係するタンパク質群について迅速な同定と解析が可能な，高感度で新しい技術の開発が必要であると考えられる[48]。DNAやRNAの場合はpolymerase chain reaction（PCR）法を用いてごく小さなシグナルも増幅して解析することができるが，同じようにタンパク質を増幅する手法は存在しない。したがって，タンパク質の分析は，試料の量とその検出感度によって制限を受けることが多く，現在までに，プロテオミクスの手法を用いて栄養と癌との関係を解析した報告例はほとんどない。Heら[49]は，B[a]P処理した肺細胞を低濃度の亜ヒ酸で分化させ，癌化した細胞で特異的に発現するいくつかのタンパク質を明らかにした。このような手法が修飾を受けるタンパク質の同定と解析に応用されれば，食物成分が鍵となって変化する細胞現象についての分子機構を解明できると予想される。

7．メタボロミクス

メタボロミクスは，ある瞬間の細胞や組織のすべての代謝（メタボローム）の研究体系である。メタボロミクスの研究者たちは，一般的に，血清と尿を含めた生理的液体の解析に集中していた[50]が，細胞を用いたアプローチも一般的になってきている。核磁気共鳴（NMR）分光法のような非侵襲的な技法や，細胞抽出物の解析などの侵襲的な技法は，共にメタボロミクス研究に用いることが可能である[51]。メタボロミクスの研究は，微生物や植物を対象に試みられてきたが，動物やヒトを対象とした研究はあまり行われていない[52]。しかしながら，定量的脂質メタボローム解析のデータから，食物から摂取する脂肪は，心臓と肝臓のリン脂質代謝に異なった影響をもたらすことが示されている[53]。また，現在ヒトでの脂質代謝に焦点を当てたデータベースを開発する目的で，現存メタボロミクスを用いたアプローチが行われている[54]。食物の主要あるいは微量な成分の効果の多くは，組織における代謝に影響していると考えられるので，メタボロミクスによる研究アプローチは生体内や個人差など食事に対するわずかな差異を評価する方法として高い将来性がある。

歴史的にみて，エネルギー制限を行った動物は，自由摂取の場合より癌発症率が低い。Shiら[55]はHPLC分離と電気化学検出器（coulometric array detectors）を組み合わせた装置により一度に多数の低分子量物質の検出が可能であることを示し，この装置を用いて食事制限を行ったラットと自由摂取のラットで異なる酸化還元活性成分を明らかにした。また，彼らはこの手法は原理的に血漿中の約1,200の成分を検出することが可能であり，そのうちの約250で食事依存的な代謝変化を判断するのに十分な検出値が得られたと報告している。さらにこの結果を用いて，独立した同齢集団の中から自由摂取と制限食のラットを区別することが可能であった[55]。さらに，食事制限により誘導される代謝変化を解析・同定することでエネルギー制限が健康を保持する効果をより理解し，特別な食事成分を最も効果的に摂るのはいつが適当なのかを決定することができると考えられる（図2）。

8. まとめ

　健康や疾病予防を決定づける因子として，いくつかの食物成分が出てきている。このような食事と繋がる現象は興味深い一方で，個々人における表現型の違いを生じさせ，その特異性は複雑で不明のままである。これは食事の影響が多因子性であると同時に，重要な標的分子に到達して影響を与える能力が，個々の食物成分によって異なることを反映しているためと推定される。エピジェネティックな現象に影響を及ぼし，さらにトランスクリプトミクスやプロテオミクス解析のレベルで変化を起こさせるような生理活性食物成分の効果と共に，遺伝子多型は生理活性食物成分に対する個人の反応性の違いに関する論理的鍵となる因子である。また，生理活性食物成分の量や曝露される時間（代謝反応）は，反応の方向や大きさを決める鍵となる因子となるので重要である。食物成分の相互作用の重要性をニュートリジェネティクス，栄養エピゲノミクス，栄養トランスクリプトミクス，プロテオミクスおよびメタボロミクスで解析・評価するための基本は，モニターするのに適当な組織や細胞あるいはそれに代わるものについての知識である。今後は，分子栄養学の時代が展開し，どのように食物とその成分が健康に影響を与えるかについて，さらなる理解がなされることは確実であろう。また，このような情報は，栄養と健康に対する個人化されたアプローチにとって，効果的な戦略を発展させるための礎石となるだろう。さらに，このような栄養に関する個人化情報が社会で広く用いられる場合，責任ある生命倫理学の枠組みの中で達成されることが基本となる。

（訳／浅見幸夫，塚原正俊）

文　献

1) Milner, J. A.: Functional foods and health: a US perspective. Br. J. Nutr., 88 (Suppl. 2): S151-S158, 2002.
2) Srinath Reddy, K. and Katan, M. B.: Diet, nutrition and the prevention of hypertension and cardiovascular diseases. Public Health Nutr., 7 (1A): 167-186, 2004.
3) Milner, J. A.: Incorporating basic nutrition science into health interventions for cancer prevention. J. Nutr., 133 (11 Suppl. 1): 3820S-3826S, 2003.
4) Kim, Y. I.: Vegetables, fruits, and colorectal cancer risk: what should we believe? Nutr. Rev., 59 (12): 394-398, 2001.
5) Ordovas, J.: Gene-diet interaction and plasma lipid responses to dietary intervention. Biochem. Soc. Trans., 30 (2): 68-73, 2002.
6) German, J. B., Roberts, M. A., Fay, L. and Watkins, S. M.: Metabolomics and individual metabolic assessment: the next great challenge for nutrition. J. Nutr., 132: 2486-2487, 2002.
7) Mattick, J. S.: The human genome and the future of medicine. Med. J. Aust., 179: 212-216, 2003.
8) Ordovas, J. M.: HDL genetics: candidate genes, genome wide scans and gene-environment interactions. Cardiovasc. Drugs Ther., 16 (4): 273-281, 2002.
9) Ames, B. N.: A role for supplements in optimizing health: the metabolic tune-up. Arch. Biochem. Biophys., 423 (1): 227-234, 2004.
10) Hegele, R. A., Jugenberg, M., Connelly, P. W. and Jenkins, D. J. A.: Evidence for gene-diet interaction in the response of blood pressure to dietary fibre. Nutr. Res. 17: 1229-1238, 1997.
11) Bailey, L. B. and Gregory, J.F.3rd.: Polymorphisms of methylenetetrahydrofolate reductase and other enzymes: metabolic significance, risks and impact on folate requirement. J. Nutr., 129 (5): 919-922, 1999.
12) Marugame, T., Tsuji, T., Kiyohara, C., Eguchi, H., Oda, T., Shinchi, K. and Kono, S.: Relation of plasma folate and methyletetrahydrofolate reductase C677T polymorphism to colorectal adenomas. Int. J. Epidemiol., 32: 64-66, 2003.
13) Rapuri, P. B., Gallagher, J. C., Kinyamu, H. K. and Ryschon, K. L.: Caffeine intake increases the rate of bone loss in elderly women and interacts with vitamin D receptor genotypes. Am. J. Clin. Nutr., 74 (5): 694-700, 2001.
14) Ratnasinghe, D., Tangrea, J. A., Andersen, M. R., Barrett, M. J., Virtamo, J., Taylor, P. R. and Albanes, D.: Gluthatione peroxidase codon 198 polymorphism variant increases lung cancer risk. Cancer Res., 60: 6381-6383, 2000.
15) Hu, Y. J. and Diamond, A. M.: Role of glutathione peroxidase 1 in breast cancer: loss of heterozygosity and allelic differences in

the response to selenium. Cancer Res., 63: 3347-3351, 2003.

16) Clark, L. C., Combs, G. F. Jr., Turnbull, B. W., Slate, E. H., Chalker, D. K., Chow, J., Davis, L. S., Glover, R. A., Graham, G. F., Gross, E. G., Krongrad., A., Lesher, J. L. Jr., Park, H. K., Sanders, B. B. Jr., Smith, C. L. and Taylor, J. R.: Effects of selenium supplementation for cancer prevention in patients with carcinoma of the skin. A randomized controlled trial. Nutritional Prevention of Cancer Study Group. JAMA, 276(24): 1957-1963, 1996.

17) Sills, R. C., French, J. E. and Cunningham, M. L.: New models for assessing carcinogenesis: an ongoing process. Toxicol. Lett., 120(1-3): 187-198, 2001.

18) Hursting, S. D., Lavigne, J. A., Berrigan, D., Perkins, S. N. and Barrett, J. C.: Calorie restriction, aging, and cancer prevention: mechanisms of action and applicability to humans. Ann. Rev. Med., 54: 131-152, 2003.

19) Fong, L. Y. Y., Ishii, H., Nguyen, V. T., Vecchione, A., Farber, J. L., Croce, C. M. and Huebner, K.: P53 deficiency accelerates induction and progression of esophageal and forestomach tumors in zinc-deficient mice. Cancer Res., 63: 186-195, 2003.

20) Bray, G. A.: Risks of obesity. Endocrinol. Metab. Clin. North Am., 32(4): 787-804, 2003.

21) Calle, E. E., Rodriquez, C., Walker-Thurmond, K. and Thun, M. J.: Overweight, obesity and mortality from cancer in a prospectively studies cohort of U. S. adults. N. Engl. J. Med., 348: 1625-1638, 2003.

22) Berrigan, D. Perkins, S. N. Haines, D. C. and Hursting, S. D.: Adult-onset calorie restriction and fasting delay spontaneous tumorigenesis in p53-deficient mice. Carcinogenesis, 5: 817-822, 2002.

23) Hursting, S. D., Perkins, S. N., Brwon, C. C., Haines, D. C. and Phang, J. M.: Calorie restriction induces a p53-independent delay of spontaneous carcinogenesis in p53-deficient and wild-type mice.Cancer Res., 57: 2843-2846, 1997.

24) Tao, Y. C. and Leibel, R. L.: Identifying functional relationships among human genes by systematic analysis of biological literature. BMC Bioinformatics, 3(1): 16, 2002.

25) Morimitsu, Y., Nakagawa, Y., Hayashi, K., Fujii, H., Kumagai, T., Nakamura, Y., Osawa, T., Horio, F., Itoh, K., Iida, K., Yamamoto, M. and Uchida, K.: A sulforaphane analogue that potently activates the Nrf2-dependent detoxification pathway. J. Biol. Chem., 277(5): 3456-3463, 2002.

26) Kinkova-Kostova, A. T., Holtzdaw, W. D., Cole, R. N., Itoh, K., Wakabayashi, N., Katoh, Y., Yamamota, M. and Talalay, P.: Direct evidence that sulfhydryl groups of Keap1 are the sensors regulating induction of phase 2 enzymes that protect against carcinogens and oxidants. PNAS, 99: 11908-11913, 2002.

27) Ross, S. A. and Poirier, L.: Proceedings of the Trans-HHS Workshop: diet, DNA methylation processes and health. J. Nutr., 132: 2329S-2332S, 2002.

28) Jaffe, L. F.: Epigenetic theories of cancer initiation. Adv. Cancer Res., 90: 209-230, 2003.

29) Stover, P. J. and Garza, C.: Bringing individuality to public health recommendations. J. Nutr., 132(Suppl. 8): 2476S-2480S, 2002.

30) James, S. J., Pogribny, I. P., Pogribna, M., Miller, B. J., Jernigan, S. and Melnyk, S.: Mechanisms of DNA damage, DNA hypomethylation, and tumor progression in the folate/methyl-deficient rat model of hepatocarcinogenesis. J. Nutr., 133(11 Suppl. 1): 3740S-3747S, 2003.

31) Mason, J. B.: Biomarkers of nutrient exposure and status in one-carbon(methyl) metabolism. J. Nutr., 133(Suppl. 3): 941S-947S, 2003.

32) Pogribny, I. P. and James, S. J.: De novo methylation of the p16INK4A gene in early preneoplastic liver and tumors induced by folate/methyl deficiency in rats. Cancer Lett., 187(1-2): 69-75, 2002.

33) Wainfan, E. and Poirier, L. A.: Methyl groups in carcinogenesis: effects on DNA methylation and gene expression. Cancer Res., 52(Suppl. 7): 2071s-2077s, 1992.

34) Cooney, C. A., Dave, A. A. and Wolff, G. L.: Maternal methyl supplements in mice affect epigenetic variation and DNA methylation of offspring. J. Nutr., 132(Suppl. 8): 2393S-2400S, 2002.

35) Fiala, E. S., Staretz, M. E., Pandya, G. A., El-Bayoumy, K. and Hamilton, S. R.: Inhibition of DNA cytosine methyltransferase by chemopreventive selenium compounds, determined by an improved assay for DNA cytosine methyltransferase and DNA cytosine methylation. Carcinogenesis, 19(4): 597-604, 1998.

36) Niitsu, N., Hayashi, Y., Sugita, K. and Honma, Y.: Sensitization by 5-aza-2′-deoxycytidine of leukaemia cells with MLL abnormalities to induction of differentiation by all-trans retinoic acid and 1alpha, 25-dihydroxyvitamin D3. Br. J. Haematol., 112(2): 315-326, 2001.

37) Muller, M. and Kersten, S.: Nutrigenomics: goals and strategies. Nat. Rev., 4: 315-322, 2003.
38) Rao, L., Puschner, B. and Prolla, T. A.: Gene expression profiling of low selenium status in the mouse intestine: transcriptional activation of genes linked to DNA damage, cell cycle control and oxidative stress. J. Nutr., 131: 3175-3181, 2001.
39) Dong, Y. Ganther, H. E. Stewart, C. and Ip, C.: Identification of molecular targets associated with selenium-induced growth inhibition in human breast cells using cDNA microarrays. Cancer Res., 62: 708-714, 2002.
40) Page, G. P., Edwards, J. W., Barnes, S., Weindruch, R. and Allison, D. B.: A design and statistical perspective on microarray gene expression studies in nutrition: the need for playful creativity and scientific hard-mindedness. Nutrition, 19(11-12): 997-1000, 2003.
41) Mariadason, J. M., Corner, G. A. and Augenlicht, L. H.: Genetic reprogramming in pathways of colonic cell maturation induced by short chain fatty acids: comparison with trichostatin A, sulindac and curcumin and implication for chemoprevention of colon cancer. Cancer Res., 60: 4561-4572, 2000.
42) Jiang, W., Zhu, Z. and Thompson, H. J.: Effect of energy restriction on cell cycle macingery in 1-methyl-1-nitrosurea-induced mammary carcinomas in rats. Cancer Res., 63: 1228-1234, 2003.
43) Kvasnicka, F.: Proteomics: general strategies and application to nutritionally relevant proteins. J. Chromatogr. B Analyt. Technol. Biomed. Life Sci., 787: 77-89, 2003.
44) Marshall, T. and Williams, K. M.: Proteomics and its impact upon biomedical science. Br. J. Biomed. Sci., 59: 47-64, 2002.
45) Barnes, S. and Kim, H.: Nutriproteomics: identifying the molecular targets of nutritive and non-nutritive components of the diet. J. Biochem. Mol. Biol., 37(1): 59-74, 2004.
46) Knowles, L. M. and Milner, J. A.: Possible mechanism by which allyl sulfides suppress neoplastic cell proliferation. J. Nutr., 131 (3s): 1061S-1066S, 2001.
47) Knowles, L. M. and Milner, J. A.: Dillayl disulfide induces ERK phosphorylation and alters gene expression profiles in human colon tumor cells. J. Nutr., 133: 2901-2906, 2003.
48) Witzmann, F. A. and Grant, R. A.: Pharmacoproteomics in drug development. Pharmocogenom. J., 3: 69-76, 2003.
49) He, Q. -Y., Yip, T. -T., Li, M. and Chiu, J. -F.: Proteomic analyses of arsenic-induced cell transformation with SELDI-TOF ProteinChip technology. J. Cell Biochem., 88: 1-8, 2003.
50) Adams, A.: Metabolomics: small molecule 'omics'. Scientist, 38-40, 2003.
51) Watkins, S. M. and German, J. B.: Toward the implementation of metabolomic assessments of human health and nutrition. Curr. Opin. Biotechnol., 13: 512-516, 2002.
52) Fiehn, O.: Combining genomics, metabolome analysis, and biochemical modelling to understand metabolic networks. Comp. Funct. Genom., 2: 155-168, 2001.
53) Watkins, S. M., Lin, T. Y., Davis, R. M., Ching, J. R., DePeters, E. J., Halpern, G. M., Walzem, R. L. and German, J. B.: Unique phospholipid metabolism in mouse heart in response to dietary docosahexaenoic or γ-linolenic acids. Lipids, 36: 247-254, 2001.
54) Fitzgerald, D. A.: Drug discovery: lipid profiling for studying the metabolome. Gen. Eng. N., 21: 32-36, 2001.
55) Shi, H., Vigneau-Callahan, K. E., Shestopalov, A. I., Milbury, P. E., Matson, W. R. and Kristal, B. S.: Characterization of diet-dependent metabolic serotypes: primary validation of male and female serotyes in independent cohorts of rats. J. Nutr., 132: 1039-1046, 2002.

第4章 ニュートリゲノミクスが拓く健康づくり

ゲノムサイエンスからみた食物摂取効果の評価展望と可能性

白川太郎*，渡辺映理*

1. 多因子疾患――遺伝因子と環境因子

疾患の発症原因は，遺伝因子と環境因子によって決定される（図1）。

例えば血友病（図2）や筋ジストロフィーなど，1種類の遺伝子の異常のみによる病気は，環境にほとんどかかわりなく発症し，メンデル形式によって遺伝する（単因子疾患）。その一方で，糖尿病，高血圧，肥満，アレルギー，精神疾患など，発症頻度の高いありふれた病気（common disease：CD）は複数の遺伝因子と環境因子が複雑に影響しあい，発症が決定されていると考えられている（多因子疾患）。生活習慣病と呼ばれる疾患の大部分がこの多因子疾患であり，近年，先進国では増加の一途をたどっている。

2. 環境因子の変化による疾患の増加
――アレルギー疾患の例

多因子疾患のひとつであるアレルギー疾患の増加は，日本を含む先進国で著しい。わが国では人口の約40%がアレルギー疾患に悩んでおり，深刻な社会医学上の問題になっている（図3）。このような状態は第二次世界大戦前にはほとんどみられなかった。アレルギー疾患は数多くの遺伝因子と環境因子が複雑に絡み合って発症すると考えられている。他の多因子疾患においても同じであるが，50年ほどの短期間でヒトの遺伝子変異が増加するということは考えられない。よって，環境因子の変化により疾患が増加したと思われる。では，どのような環境因子の変化が急速なアレルギー疾患の増加をもたらしたのであろうか。

① **アレルゲンの増加**：スギの植林面積の増加による花粉飛散，密閉型住宅の建設によるチリダニ増殖により，アレルゲンに曝露する機会が増えた。

② **食生活・栄養の変化**：戦後，日本における食生活の欧米化に伴って脂質の摂取量も増加し，内容にも変化がみられる（図4）。

③ **大気汚染の影響**：気道アレルギーの増加は化学燃料排気ガスや粒子状物質の増加と関連があるとされる。

④ **感染症の減少**：アレルギー疾患の先進諸国における増加要因のひとつに，細菌や寄生虫感染症が減少したことが推測されている（図5）。感染症の減少や現代の過剰な抗菌志向が白血球の中にある免疫細胞のひとつであるヘルパーT（Th）1細胞とTh2細胞*のバランスを崩し，Th2優勢型になり，アレルギー疾

---

*京都大学大学院

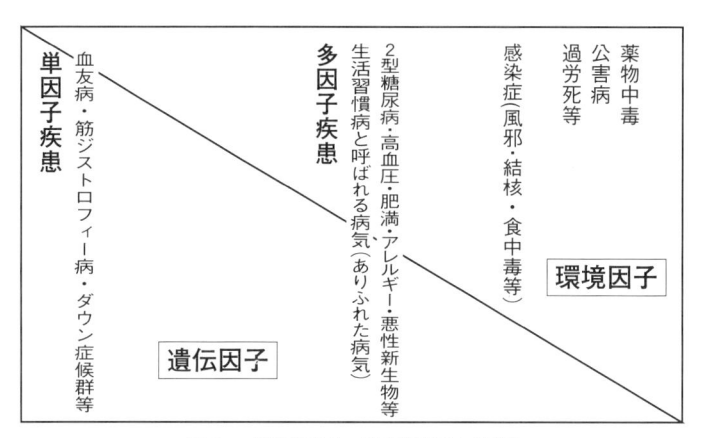

82 第4章　ニュートリゲノミクスが拓く健康づくり

図1．遺伝因子・環境因子と病気

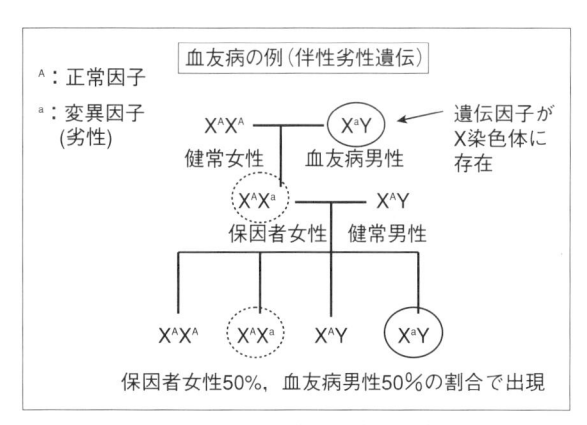

単因子疾患：血友病・筋ジストロフィー病・ダウン症候群等（遺伝因子）

多因子疾患：2型糖尿病・高血圧・肥満・アレルギー・悪性新生物等 生活習慣病と呼ばれる病気（ありふれた病気）

環境因子：薬物中毒・公害病・過労死等／感染症（風邪・結核・食中毒等）

図2．単因子疾患の遺伝方式

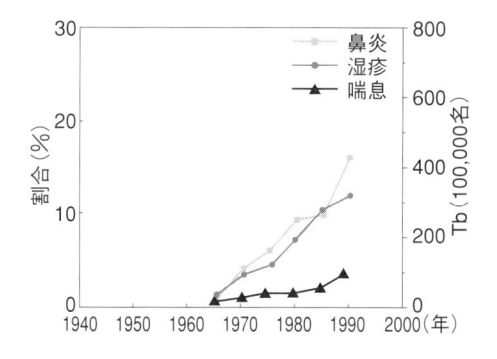

血友病の例（伴性劣性遺伝）

A：正常因子
a：変異因子（劣性）

$X^A X^A$（健常女性）× $X^a Y$（血友病男性）
　↓
$X^A X^a$（保因者女性）、$X^A Y$（健常男性）
　↓
$X^A X^A$、$X^A X^a$、$X^A Y$、$X^a Y$

遺伝因子がX染色体に存在

保因者女性50％，血友病男性50％の割合で出現

図3．わが国でのアレルギー疾患の増加

（鼻炎・湿疹・喘息の推移、1940〜2000年）

図4．国民の脂質摂取量の推移

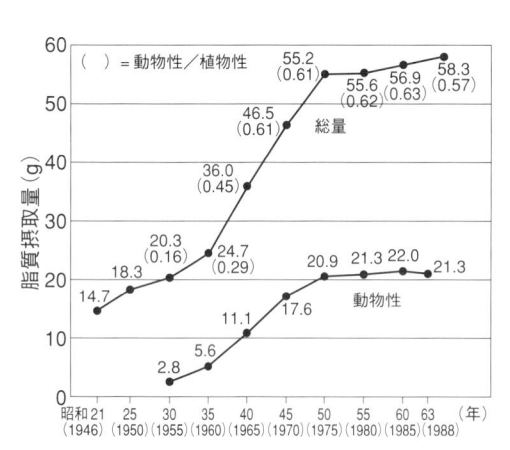

注：動物性脂質には魚類脂肪を除いてある。

出典：オリジナル（健康・栄養情報研究会：国民栄養の現状。第一出版，2000）
引用（程　雷，笹原祐介，三好　彰，白川太郎：アレルギーはなぜ増えているか。小児難治喘息アレルギー学会会誌，1：7-14，2003（p.9，図2）

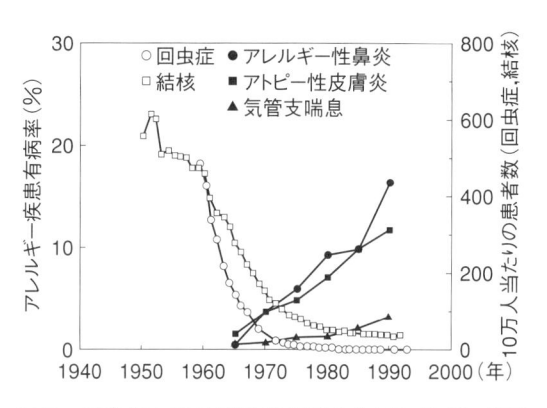

図5．日本における感染症の減少とアレルギー疾患の増加

出典：オリジナル（Mao, X. Q., Sun, D. J., Miyoshi, A., Feng, Z., Handzel Z. T., Hopkin, J. M. and Shirakawa, T. : The link between helminthic infection and atopy. Parasitol. Today, 16：186-188, 2000）。
引用（程　雷，笹原祐介，三好　彰，白川太郎：アレルギーはなぜ増えているか。小児難治喘息アレルギー学会会誌，1：7-14，2003（p.10，図4）

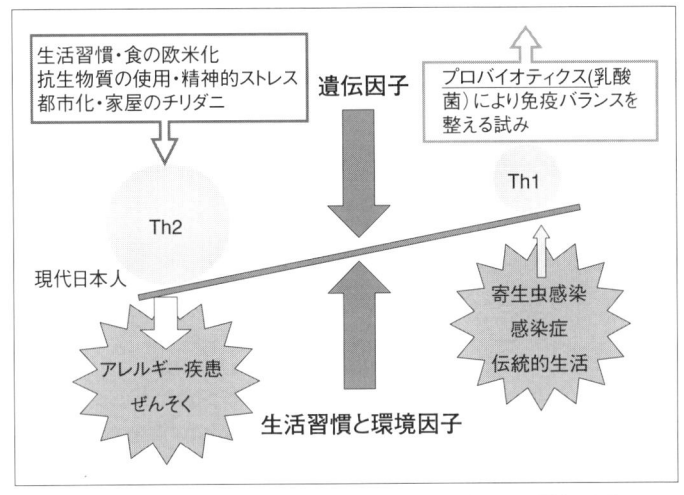

図6. Th1, Th2バランスとアレルギー疾患の環境要因

患が増加するものと考えられている（図6）。

⑤ **精神的ストレスの増加**：わが国をはじめとする先進国の職場状況は，たいへんにストレスが多い。ストレス由来の健康障害も急増しつつある。現代社会における心理・社会的ストレッサーによって引き起こされるストレス関連疾患の存在が知られ，すでに発症した生活習慣病の病態に対しては，種々のストレッサーは増悪因子として働くと考えられる。種々のストレッサーも免疫細胞であるTh1, Th2細胞*のバランスを崩し，Th2優勢型にする原因になることが解明されている（図6）。最近では，ニューヨーク世界貿易センターで同時多発テロ事件が起こった直後，マンハッタン地域では27％の成人喘息患者の症状が増悪していたという電話調査の報告があり，精神的苦痛やストレスとの関連が強く示唆されている。

---

*ヘルパーT細胞（T helper cells：Th）と免疫バランス：免疫細胞の一種であるヘルパーT細胞は機能的にTh1型とTh2型に分けられ，Th1型は細菌・ウイルスなどの異物を攻撃・破壊して感染を防御，Th2はカビやダニ等に反応し，B細胞に免疫グロブリンE抗体を作らせる。この2つはお互いに拮抗作用があり，抑制し合っている。しかし，細菌・ウイルス感染の機会が減ることでTh1型が活性化しなくなると，拮抗作用が崩れTh2型を抑制できなくなり，Th2型が過剰に働いてアレルギー反応を引き起こす。

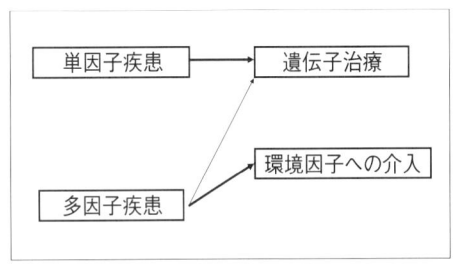

図7. ヒトゲノム計画から得られる情報はどのように役立つか

3. 多因子疾患予防の可能性

1）遺伝因子からのアプローチ——多因子疾患の原因遺伝子の同定と疾病予防

多因子疾患は多数の遺伝因子と環境因子が複雑に関係しあって発症するため，単因子疾患の方法で原因遺伝子を捕えることが困難であり，研究も進んでこなかった。しかし2003年4月，ヒトゲノム計画という世界的なプロジェクトに基づいて，ヒトの全ゲノム（ヒトが持つ全遺伝情報のセット）のすべての塩基配列（30億塩基）が明らかにされた。将来この情報を基にして，多因子疾患の遺伝子解析，治療法に大きな進歩がもたらされると推測される（図7）。全ゲノムの解読により，疾患から原因遺伝子を絞り込むだけでなく，遺伝子の塩基配列の違いから疾患関連遺伝子を特定できるという可能性が広がったのである。

〈**遺伝子多型と疾患原因遺伝子**〉

遺伝情報はDNA（デオキシリボ核酸，deoxy-

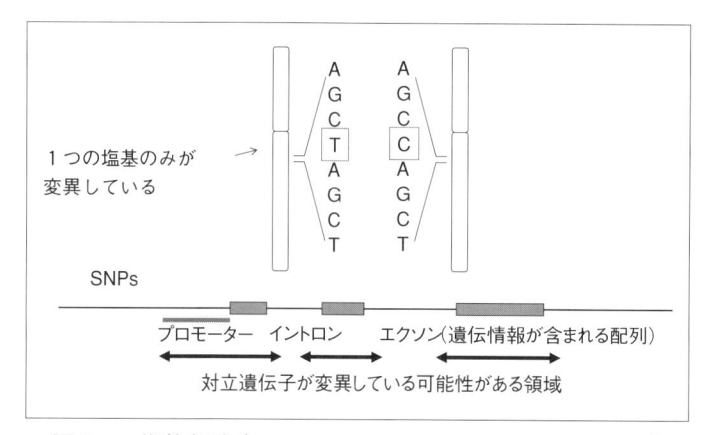

図8. 一塩基多型（single nucleotide polymorphism：SNPs）

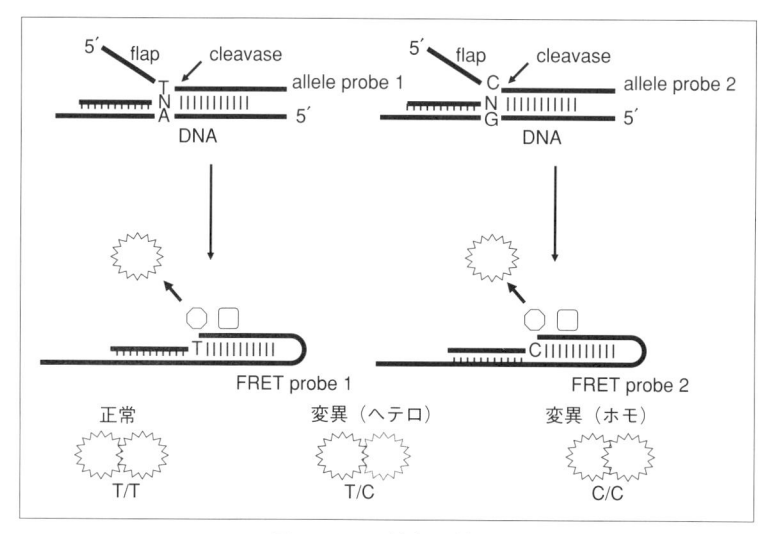

図9. SNP情報の検出

ribonucleic acid の略）の塩基配列，つまりアデニン（A），グアニン（G），シトシン（C），チミン（T）の4種類の塩基の並び方によって決定されている。この遺伝情報の中には，個人によって異なっている部分があるが，この個人の塩基配列の違いを"遺伝子多型"と呼んでいる。ありふれた病気の疾患関連遺伝子の変異は，集団内で現れる頻度の高い遺伝子多型（common variant：CV）であり，正常な人にも存在するが，患者における保有率が高いものであるとの考え方が提唱されている。

遺伝子多型にはいくつかの種類があり，遺伝子上のマーカー（標識になるような特徴）として使用されてきた。遺伝子多型の中でも1塩基の違いによる多型をSNPs（single nucleotide polymor-phism：1塩基多型）といい（図8），最近，遺伝子上のマーカーとして注目されている。SNPsは数百塩基に一箇所の割合でゲノム中にあり，従来のマーカーよりも遺伝子上に高密度に存在する。よって，疾患との関連がより見つかりやすい。ある疾患のグループと正常人グループにおけるSNPsのパターンや頻度を比較すれば，どのSNPsがどの病気と関連しているかという情報を得ることができる（図9）。このSNPs情報を利用して疾患関連遺伝子を検出すれば，多因子疾患の病態生理が解明され，将来は新薬の開発や疾病の予防，個人の遺伝的情報や体質に合わせたオーダーメイド医療に応用できるものと期待される。

ありふれた病気（common disease）を対象とした遺伝子の同定方法としては，①患者－対照研

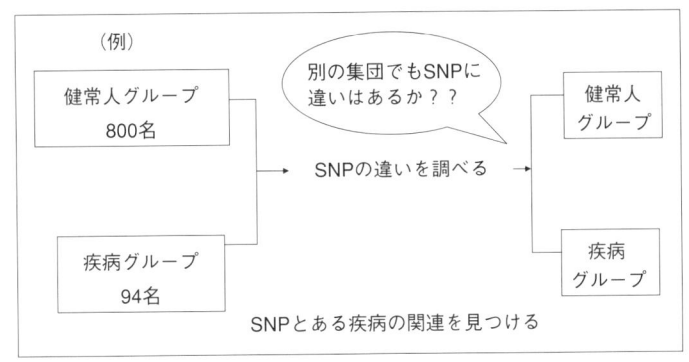

図10. SNP 情報と疾病との関連を探索する（患者-対照研究）
日本人全体の SNP データベースが作られており（IMS-JST），現在，150,000SNP がデータベース化されている（ヒトゲノム計画の一環）。

究と，②動物モデルを用いた解析があげられる。

① 患者－対照研究（ケースコントロールスタディ）

SNPs を用いた関連解析は「ありふれた病気に対する感受性は集団内でのある共通の遺伝子変異が一因である可能性が高い」という仮説に基づき，ある疾患のグループと健常人グループとで，対立遺伝子頻度の差を統計的に検定する方法で行われる（図10）。

候補遺伝子アプローチ：既知の情報から，ある疾患に関する病態に関連すると予測される候補遺伝子を選択し，疾患感受性に直接影響を及ぼしていると思われる SNPs の頻度を疾患グループ，健常人グループで比較を行う。

連鎖不均衡マッピング：機能的な候補遺伝子を想定するのではなく，連鎖不均衡の強さから疾患感受性遺伝子の存在する領域を狭めていく方法。つまり集団内における疾患グループと健常人グループで全ゲノム領域の中での対立遺伝子の差異を見つけ，疾患感受性遺伝子を絞り込む。

理化学研究所遺伝子多型研究センターでは，日本人の標準 SNPs のタイピング（読み込み）を行い，大規模かつ体系的に気管支喘息の病態に関わる遺伝子の同定を試みている。喘息の感受性遺伝子について，疾患グループと健常人グループとで統計的な差が得られた SNPs について詳細な解析を行っている**。

② 動物モデルを用いた解析

多因子遺伝疾患を解明するには，遺伝背景や環境を一定の条件に揃えられるマウスの存在が非常に大きい。例えば，理化学研究所ではアトピー性皮膚炎の病態を解明するため，動物モデルであるマウスを用いて研究が行われている。例えば，生後20週で約90％の個体に皮膚炎が出現する系統のマウスの全ゲノムを読み込むと，第14番目染色体上の遺伝マーカーと皮膚病変の発症に連鎖がみられた。このような結果をもとに，ヒトでのアレルギー疾患の候補遺伝子を同定することができると考えられる。

**2型糖尿病（インスリン非依存性糖尿病）と疾患関連遺伝子検出の例：2型糖尿病はありふれた疾患かつ生活習慣病であり，成人人口の約4％が罹患するとされている。2型糖尿病は遺伝的に同一であるとされる一卵性双生児において30〜40％の発症一致率が認められることから，遺伝因子が発症に関与すると考えられるが，発症時期が遅いこと（40歳以降）や，その病態生理の複雑さが遺伝子検出の妨げになってきた。1996年，G. I. Bell らがテキサス州のメキシコ系米国人に対して2型糖尿病患者の全ゲノム領域にわたる連鎖解析を行った（この地区のメキシコ系米国人の2型糖尿病発症率は米国人の発症率より数倍高いことが報告されている）。原因となりそうな遺伝子領域を絞り込んでいったところ，calpain-10遺伝子3番目のイントロン中の SNP と2型糖尿病の間に連鎖があることが判明した。すなわち calpain-10の4852番目のヌクレオチドが変異型である G の場合に2型糖尿病を発現するリスクが高くなると言える。

2）環境因子からのアプローチ──生活習慣改善の試み

〈プロバイオティクスによる多因子疾患予防の可能性〉

先進国でアレルギー疾患が増加した原因のひとつに，生活水準の向上や予防接種，抗生物質の使用で，乳児期に細菌やウイルスに感染する機会が奪われたことがあげられる（図6）。新生児の免疫系はTh2に傾いているが，本来は細菌に感染することによってバランスを取れるようになる。ところが乳幼児期に細菌等による感染の刺激がないと，免疫の発達がうまくいかず，免疫バランスが崩れてしまい，アレルギー疾患の発症につながるのではないかと考えられる。乳児期の免疫系の形成には，消化管の細菌叢の形成が重要であると考えられているので，近年プロバイオティクスと呼ばれるヨーグルト等の発酵食品によって，腸内細菌叢のバランスを整えるという試みがなされている。食品の摂取により免疫バランスが正常に戻され（図6），アレルギー疾患の予防が期待できる。これは，環境因子から多因子疾患を予防しようとする方法のひとつである。

このように現在，生活習慣病などの多因子疾患においては遺伝因子と環境因子両面からアプローチするという取り組みが行われており，これから高齢化社会に向けて低コストでより優れた病気の予防方法や治療法が考案されていくと期待される。

第4章 ニュートリゲノミクスが拓く健康づくり

有効性と安全性を測る新しいバイオマーカーにおけるニュートリゲノミクスと栄養システム生物学の役割

ベン・ファン・オメン*, マルヤン・ファン・エルク*, ロブ・スティエルム*

【要約】

　現在，栄養科学ではいわゆる"-omics"科学の新たな応用が展開されつつある。ヒトゲノムの解明とそれに関連する科学技術の発展に伴い，ジェノタイピング，トランスクリプトミクス，プロテオミクス，メタボロミクスといった技術は栄養科学研究でも利用可能となった。ここから生体活性を持つ栄養素のスクリーニング方法の開発も可能となり，また，健康増進や疾病予防における栄養素の in vivo での有効性を測るバイオマーカーが開発されつつある。さらに栄養素代謝における遺伝子多型の影響についても，より深い考察が得られるようになると予想される。ところで，このような予測はバイオテクノロジーによくある"煽り文句"なのだろうか。それとも近い将来にヒトの栄養科学が根本的に変わるということなのだろうか。

　ここでは，薬物治療によくある単一の標的遺伝子の反応を見るのではなく，栄養と健康に関連するいくつもの遺伝子の微小な変化を，パターンやプロファイル，またはいくつかのデータの組合わせで捉えるようなシステム生物学に基づく，新しいバイオマーカーの考え方を紹介する。そしてメカニズムの予備知識が全くなくても，システム生物学を用いることで栄養素の分子レベルでの活動の解明が可能となるということを示す。また，栄養素がヒトの健康に及ぼす効果を予測するバイオマーカー開発との関連についても述べる。

1. 序　文

　ヒトゲノムの配列解析と合わせて，ゲノミクスに関連した大量のパラメータを同時に解析する技術がこれまで多数開発され，現在もその開発は進んでいる。遺伝子発現はDNAマイクロアレーを用いて，ほぼゲノム全体にわたって測定することができる。プロテオーム（遺伝子発現の結果として細胞内に存在するすべてのタンパク質のすべての集まり）の解析にも，古典的な二次元ゲル電気泳動や種々の質量分析機，抗体を利用したタンパク質アレーといったさまざまな分析手法が用いられる。さらにメタボローム（細胞や組織，体液中に存在する低分子量物質のすべての集まり）の解析手法は革命的に進歩し，NMRやLC-MS, GC-MSがより高度に用いられるようになった。このようなブレークスルーは分析手法だけではなく，データ処理ソフトウェアの分野でより著しかった。

　このような"ホリスティック"な分析機器が利用可能になって科学者たちはバイオマーカーの概

* TNO Nutrition and Food Research

念を考え直すことになった。最近まではほとんどすべてのバイオマーカーは単一の指標から成っており、それ故にさまざまな制限が生じた。例えばデータは統計的な有意性、つまり通常の恒常的な値と比べて大きな差が必要となる。個人間のばらつきも考慮に入れた結果、病気によるダメージ状態と関連を持つ単一パラメータがバイオマーカーとなったが、このパラメータは健康な状態には適用できない。栄養は病気の治療よりも予防との関係が深いため、栄養科学において本当に必要なパラメータは健康状態を示すものであり、通常の状態からの微小な変化を反映するものである。これまではこのようなパラメータが存在しなかったために、栄養学の研究においては、患者のコホートに対して動脈硬化の進行や治療に対するビタミンEの効果を調べるような、無用なヒト介入試験が行われた。しかしその本質上、栄養の主な役割は動脈硬化の予防であり、治療ではない。

栄養学研究に多パラメータ分析手法（トランスクリプトミクス、プロテオミクス、メタボロミクス）を導入するにあたり、いくつもの段階が存在する。第一段階は"-omicsの発見"とも言うべき段階で、既知または未知の単一パラメータの変化を検出するディファレンシャル・ディスプレー式の分析を行う。第二段階は機能と関連した変化をみる段階で、これらはまとめて効果のバイオマーカーとなる。第三段階は多数のパラメータの微小な変化を統計学的に多変量解析する段階である。このパラメータの変化は必ずしも機能的にはお互いに関連していない場合もあるが、これらすべてを合わせることで新しい強力なバイオマーカーとなる。以下に上記の3段階の例を述べる。

2．プロテオームバイオマーカー
―― 内皮の発達モデルとしてのCaco-2分化の一例

以下の試験において、腸の内皮細胞の発達に関連する、または発達状態を示す新たなタンパク質を同定するために、ディファレンシャル・ディスプレーによるプロテオミクス解析を行った。大腸の発癌に関連した、内皮の増殖や分化を理解する目的で、何種類かの大腸癌細胞について研究した。

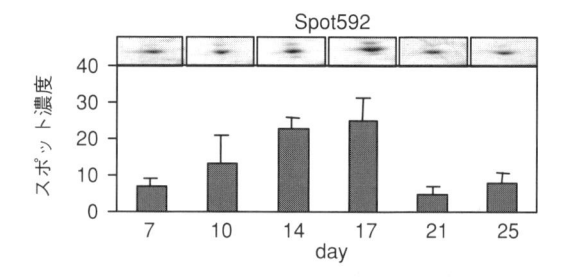

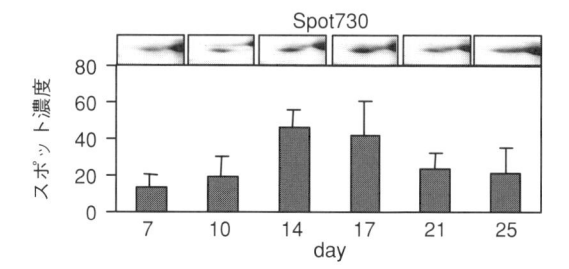

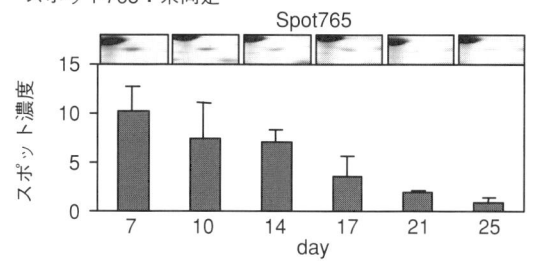

図1．Caco-2細胞の分化中に変化する18種のタンパク質のうちで顕著に変化することが判明した3種のタンパク質
二次元電気泳動ゲル上の実際のスポットをスキャンしたものをスポットの濃度表示の上に示す[2]。

Caco-2は大腸由来の癌性の内皮細胞であり、サブコンフルエントで培養を始めるとコンフルエントに向かって増殖してゆく。コンフルエント後は小腸の細胞に似た特徴を備えた細胞へと分化してゆく。この際に成熟した腸細胞による単一層の形成と同時に刷子縁の十分な発達がみられる。このCaco-2の分化におけるタンパク質発現の変化を調べ、この細胞の成熟に関連した新しいバイオマーカーを得るためにプロテオミクス解析を行った。Caco-2は直腸結腸由来の癌細胞株で分化の際には微絨毛を持つ刷子縁のような成熟腸細胞としての特徴を示す。細胞は培養フラスコで培養され、分化のさまざまな段階（コンフルエントの3日前、

0，3，7，10，14，18日後）に回収された。分化に関連したプロテオームの変化を，二次元ゲル電気泳動を用いて調べたところ，Caco-2のプロテオーム中にpH4～7のレンジで1,400以上のスポットが確認できた。そしてプロテオーム解析の結果，18のタンパク質の発現レベルがCaco-2の分化と関連があることが判明した（図1）。これらはMALDI-TOFやNANO-ESI-MS/MSといった質量分析機により同定された。18種のタンパク質には肝臓のfatty acid binding protein（FABL），3種類のα-enolase（ENOA），nucleoside diphosphate kinase A（NDKA），cofilin-1（COF1），translationally controlled tumour protein（TCTP），mitochondrial 60 kDa heat shock protein（CH60），protein disulfide isomeraseと予想されるタンパク質（ER60），creatine kinase B（KCRB），glutathione S-tranferase（GTA1）が含まれる。プロテオミクス解析によりCaco-2の分化に伴う表現形の変化には，いくつもの別個の生化学経路の変化が含まれることがわかった。これまではER60，COF1，CH60，NDKA，TCTP，ENOAといったタンパク質はCaco-2の分化との関連性は示されていなかった。このプロテオーム解析により，タンパク質フォールディングやジスルフィド結合，細胞骨格の形成や維持，ヌクレオチド代謝，糖新生，腫瘍形成関連タンパク質といった既知の経路が大腸細胞の増殖と分化に関連していることが示唆された。さらにその後の研究でCaco-2が分化する際のCH60，TCTP，GTA1，NDKA，FABLのタンパク質発現量の変化が，興味深いことに in vivo の大腸の発癌の過程でみられたのと逆行していることも判明した。これらの試験結果から，大腸癌の発癌過程を理解するのに有用となるような，大腸の細胞の増殖と分化のマーカーを探索するのに，プロテオミクスと細胞培養の組合わせは有効なアプローチであることが示された。

すべての"-omics"技術と同様に，プロテオミクスにおいてはすさまじく大量のデータが発生する。先述したような単純な単一変量の解析は単調な研究であり，ほとんどの場合ディファレンシャル・ディスプレーに基づいて結果が示される。しかし，例えば分化の程度のような，それぞれ異なる条件下でのプロテオームデータや，その条件間の差を最も顕著に示すタンパク質から成るプロテオームデータすべてを一度に解析するためには，より洗練された多変数解析が必要であり，また有効である。そのため以降の多変数解析には同じデータセットを用いた。単一変量解析に加えて主成分分析でもCaco-2細胞のプロテオームは分化の初期段階に変化することが示された。その後14日までさらに変化が進み，プロテオームが安定することから，Caco-2細胞の分化が完了するにはタンパク質組成の変化が必要であることが示された。それ故，多変数解析は単一変数解析に比べて，異なる条件下におけるプロテオームデータ間の差をより簡単に示して識別できる点で有用である。また，お互いに関連し，制御し（例えば主成分分析プロットでお互いに近くにあるスポット368とスポット376：いずれもα-enolaseと判明），プロテオームデータ間の差の原因となるような，多くのタンパク質群も発見できる。

3．経路に基づくバイオマーカー
──Caco-2細胞の遺伝子発現に対するケルセチンの影響

大腸癌の栄養素による予防にはいくつもの異なるメカニズムがかかわっている。そこで遺伝子発現を解析して，生体活性物質であるケルセチンが持つ生理効果の可能性を包括的に評価した。ケルセチンは腫瘍細胞の増殖を阻害し，異常陰窩病巣の数を減らすことが知られているフラボノイドである（ただし，大腸癌を増殖するという報告もある）。Caco-2細胞を5～50μMのケルセチンで48時間処理した後，マイクロアレーで4,000のヒト遺伝子の発現について解析し，機能的な効果との関連について検討した。

発現解析を行った遺伝子は，細胞周期と分化，アポトーシス，腫瘍抑制遺伝子と癌遺伝子，細胞接着と細胞間相互作用，転写，シグナル伝達，エネルギー代謝の7つに分類された。Caco-2細胞に5μMのケルセチンを加えると，細胞周期にかかわる遺伝子（例：CDC6，CDK4，cyclinD1）の発現を制御し，細胞増殖を抑制し，細胞周期を

表1．ケルセチンを5，50μM与えたCaco-2細胞における細胞周期や分化に関連する遺伝子の発現量比

遺伝子	発現量比(^{2}log)	
	5μM ケルセチン	50μM ケルセチン
Cdc6 cell division cycle 6 homolog	-2.06^c	
histone 1, H2ac	-1.98^d	-1.27
H1 histone family, member X	-1.66^b	
polymerase(DNA directed), $\sigma 2$, regulatory subunit(50kD)	-1.63^a	
protein phosphatase 1, regulatory(inhibitor) subunit 1A	-1.50^c	-2.02
prostate differentiation factor	-1.27^a	-1.41^a
squamous cell carcinoma antigen recognised by T cells	-1.25^d	-0.84
vaccinia related kinase 2	-1.20^c	-0.76
protein phosphatase 2A, regulatory subunit B'	-1.18^c	-0.51
RNA binding motif, single stranded interacting protein 2	-1.13^c	-0.46
M-phase phosphoprotein 1	-1.04^c	-0.47
developmentally regulated GTP binding protein 2	-1.00^a	-1.06^c
S100 calcium binding protein P	-0.86^b	0.20
RNA binding motif, single stranded interacting protein 1	-0.76^a	-0.68
cyclin-dependent kinase 4	-0.71	-1.12^b
polymerase(DNA directed), a	-0.61	-1.01^a
cyclin D1(PRAD1: parathyroid adenomatosis 1)	-0.55^c	-0.23
RNA binding motif protein 3	-0.45	-1.05^c
fibroblast growth factor 7(keratinocyte growth factor)	1.12^d	1.26^a

^{a}：$p<0.05$，^{b}：$p<0.02$，^{c}：$p<0.01$，^{d}：$p<0.001$。
太字で表示してある誘導係数はSAMスコアが上位100位以内であることを示す。

固定した。10倍濃い50μMのケルセチンで処理したところ，細胞増殖はコントロールの51.3％に減少し，さらにG1期の細胞の割合が減少すると同時に，G1期前の細胞の割合が増加した。しかし，アポトーシス関連の遺伝子発現は誘導されなかった。またケルセチンは腫瘍抑制遺伝子の発現を誘導することが示され，さらにMAPKシグナル伝達のようなシグナル伝達経路の遺伝子がケルセチンの影響を受けることがわかった。

この研究から，広範囲な遺伝子発現解析と機能解析を組み合わせることで，ケルセチンのような食品成分の抗癌特性について多くの情報を得られることが明確に示された。その後，この情報は関連するメカニズムや経路や反応といった機能別に分類された。おおよその場合，単一遺伝子の発現によって決まる機能だけでは生体反応を説明するには不十分ではあるが，データを合わせることでより説得力を持つようになる。例えば細胞周期に連動してみられた遺伝子発現の変化は穏やかなものだが（表1），機能的にはほとんどすべての変化は細胞周期活動を抑制する方向に向いていた。このことは，フローサイトメトリーにより確認された。以上より，2つ目のゲノミクス関連バイオマーカーは，いくつもの関連する機能について解析した結果を総合したものから得られることが示された。

4．多変量解析に基づくバイオマーカー
――生命へのアプローチ

多くの生体反応のさまざまな場面に遺伝子とタンパク質の相互反応が関与するが，特定の条件下における遺伝子やタンパク質の発現が生体メカニズムとの関連性を示すことがある。それ故，互いに影響を与え合う遺伝子群の発現のデータを元にして，分子レベルのメカニズムを再現することができるだろう。何千もの遺伝子の発現が同時に調べられるようになり，栄養成分が生体に与える影響を解き明かす鍵となる分子は非常に見つけやすくなった。この標的分子は例えば，リガンドが結合することで細胞内に影響を及ぼすレセプターである場合もある。このような相互作用の例はニュートリゲノミクスによりますます多く見つかっている（総説については文献[3]参照）。さらに，どの生体器官または細胞内小器官が促進的または抑

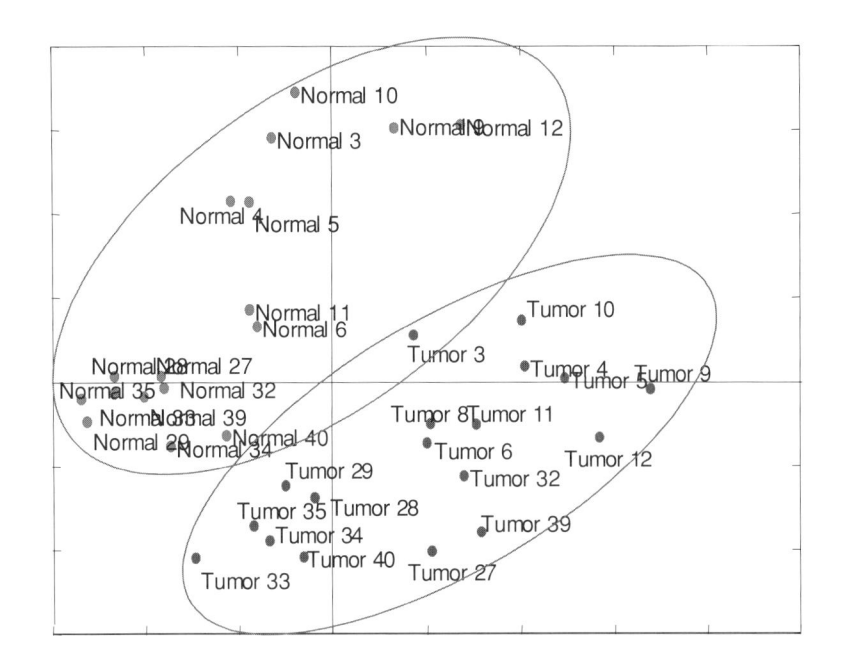

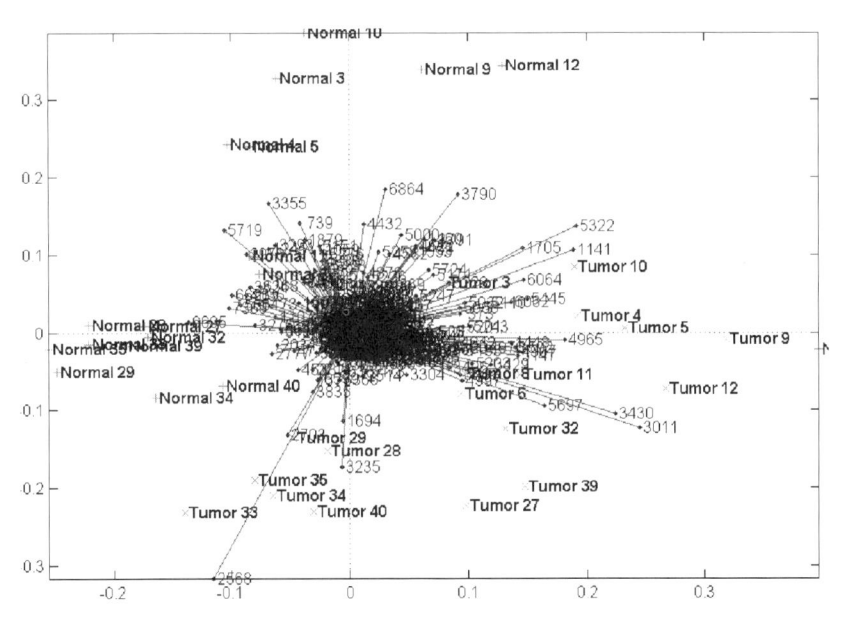

図2. 18の腫瘍とそれらに対応する"通常"の大腸組織における遺伝子発現プロファイルの主成分分析表示
上のパネルではすべての組織における4,000個の遺伝子の発現量のデータセットに基づいて腫瘍と通常組織を区別している。下のパネルでは主成分分析表示における差に対する個々の遺伝子発現量の貢献度を表示している。直線とそれに一致する番号は遺伝子発現を示し，特定の組織サンプルに向かっている遺伝子発現の矢印があるサンプルと他のサンプルとの違いの元になっている。

制的な反応の標的となっているのかをトランスクリプトミクス試験で特定できる。はじめにゲノム全体に効果の評価を行った後，遺伝子発現の変化をみることで機能解析試験の対象としてどの器官を選んだらよいかがわかる。

トランスクリプトミクス，プロテオミクス，メタボロミクスによって，健康効果の指標となり，時にはその効果を予測することも可能な，特異的で指示的なマーカーとなる遺伝子，タンパク質，代謝産物が見つかった。しかし，予測の観点から

栄養と健康の関係を理解するためには，このような単一の遺伝子やタンパク質，代謝物によるマーカーだけでは不十分である．いくつもの遺伝子の発現レベルの微妙な変化を総合して細胞の状態を規定するために，遺伝子，タンパク質，代謝物といった何千もの分子の発現パターンの正確で大規模な分析が必要である．細胞全体の遺伝子やタンパク質の発現パターンが，健康な細胞とさまざまなゆがみが生じた細胞とを識別するのに指紋のように役立つ．

そこから考えると，ディファレンシャル・ディスプレーにより得られたデータの大部分は活用されていない．目を引き付けるような変化だけがさらに詳しく解析されている．このような単純な傾向は，いずれの遺伝子発現変化が意味のあることなのかを判定するのに役立つような，新しいタイプのデータセットを解析するのに適した統計学的なツールがないことが原因である．トランスクリプトミクス，プロテオミクス，メタボロミクス試験において情報という宝は未だデータに埋もれているようだ．これらの情報を処理する新しい方法が最近できあがりつつある．この方法は入手可能な情報すべてを最適に使用し，生体プロセス全体を表現することを目標とする．ゲノミクス技術と新しいバイオインフォマティクスを用いて広範囲なデータをストックし，すべての関連するパラメータを系統的にまとめ，バイオマーカーセットを決める試みに期待が集まっている．

実際に"完全な"データセットを用いてバイオマーカーを評価する研究も現れはじめ，この方法の有効性を示している．そこでは例えば大腸癌の遺伝子発現のデータセットを用いて，主成分分析がデータの包括的な評価にどのように役立つかが示されている（図2）．各々の組織サンプル中での4,000個の遺伝子発現量のデータセットを主成分分析することで，癌と，それに対応する通常の組織が識別できる（上のパネル）．そして，それぞれの遺伝子発現の貢献度を一緒にしたプロット（下のパネル）から，通常組織と癌の間だけでなく，癌の発達段階の間にも"差をもたらす"ような特定の遺伝子を探すことができる．

このアプローチの本質的な価値は，このような分析をすることで，すべての遺伝子発現のデータセットが組織の状態を知るバイオマーカーとして利用できることが明らかになったという点にある．もちろん，このデータセットの一部分の遺伝子発現量のデータセットも同じ目的に使用できるが，この抜き取ったデータセットも，母体となったデータセットと同じ，つまり差を包括的にみる手法により得られたものである．このことは，最近の乳癌の診断に関連する遺伝子発現の研究において示されている[5]．この場合は診断用だが，このようなバイオマーカーの考え方は栄養学の研究にも応用できる[6]．

結論としては，機能ゲノミクスに基づく，包括的なデータセットが得られるような分析技術により，複数の小規模な変化をまとめた，新しいタイプのバイオマーカーが得られたということである．このようなデータセットを多変量解析することにより，健康状態からのわずかな変化を示すバイオマーカーを得て，疾病の治療ではなく予防と栄養の関係の研究にも応用できる日が現実のものとなると思われる．

（訳／鐘ヶ江亮太）

文献

1) Gaspari, M., Vogels, J., Wulfert, F., Tas, A. C., Venema, K., Bijlsma, S., Vreeken, R. and van der Greef, J.: Novel strategies in mass spectrometric data handling. Adv. Mass Spectrom., 15: 283-296, 2001.
2) Stierum, R., Gaspari, M., Dommels, Y., Ouatas, T., Pluk, H., Jespersen, S., Vogels, J., Verhoeckx, K., Groten, J. and Van Ommen, B.: Proteome analysis reveals novel proteins associated with proliferation and differentiation of the colorectal cancer cell line Caco-2. Biochim. Biophys. Acta, 73: 1650, 2003.
3) Müller, M. and Kersten, S.: Nutrigenomics: goals and strategies. Nature reviews / genetics, 4: 315, 2003.
4) Van Ommen, B. and Stierum, R.: Nutrigenomics: exploiting systems biology in the nutrition and health arena. Curr. Opin. Biotech., 13: 517, 2002.

5) Veer, L. van T., Dai, H., Van de Vijver, M. J., He, Y. D., Hart, A. A. M., Peterse, H. L., Van der Kooy, K., Marton, M. J., Witteveen, A. T., Schreiber, G. J., Kerkhoven, R. M., Roberts, C., Linsley, P. S., Bernards, R. and Friend, S. H.: Gene expression profiling predicts clinical outcome of breast cancer. Nature, 415: 530-536, 2002.
6) Lamers, R. A. N., DeGroot, J., Spies-Faber, E. J., Jellema, R. H., Kraus, V. B., Verzijl, N., TeKoppele, J. M., Spijksma, G., Vogels, J. T. W. E., van der Greef, J. and van Nesselrooij, J. H. J.: Identification of disease and nutrient related metabolic fingerprints in osteoarthritic guinea pigs. J. Nutr., 133: 1776, 2003.

第4章 ニュートリゲノミクスが拓く健康づくり

長鎖脂肪酸の遺伝子発現に及ぼす作用のDNAアレイ解析

松本明世*

　生体にとって脂肪酸（FA）は，エネルギー源として，また膜の流動性や受容体機能に影響を及ぼす細胞膜の構成成分として重要なものである。また，多価不飽和脂肪酸（PUFA）は，生理機能の維持に必須のものである。さらに，PUFAは血清トリアシルグリセロールレベルやコレステロールレベルを低下させることなど，脂質代謝に影響することがよく知られている。これら作用の強さはn-3とn-6系，不飽和度，鎖長の違いにより異なっている。過去10年余りの間に，PUFAは転写調節に働くメディエーターであることが多数報告されてきた。この転写調節機序のひとつは，PUFAが細胞内コレステロール代謝制御に機能する転写因子SREBP（sterol regulatory-element-binding protein）を抑制することである[1,2]。また，長鎖脂肪酸（LCFA）やその代謝誘導体は，脂肪酸のβ酸化や生合成系酵素蛋白遺伝子の発現制御に働く核受容体PPAR（peroxisome proliferator-activated receptor）のリガンドとして機能している[3-6]。その他，LXR（liver X receptor）[7]，HNF4（hepatocyte nuclear factor 4）[8]，c-fosおよびnur-77[9]などの転写因子が，FAに応答して遺伝子の発現制御にかかわっていると考えられている。

　図1に示したように，Duplusら[10]は，PUFAがどのような経路を介して遺伝子発現を制御しているか要約している。すなわち，脂肪酸はそれ自身，fatty acyl-CoAあるいは脂肪酸代謝産物として，転写因子（TF）のリン酸化などシグナル伝達系を介してTFの転写活性を変化させる。FAがリガンドとして直接結合してTFを活性化させる。mRNAの安定性への作用。TFの転写速度への影響によるTF合成の制御。さらにこれらによって，脂肪酸応答エレメント（FARE）にFA応答性TFはモノマー，ホモダイマーもしくはヘテロダイマーとして結合して，標的遺伝子の転写を制御する。脂肪酸応答性の転写因子としてPPARsやSREBPsがこれまでに示されており，これらの標的遺伝子としては，脂質代謝関連酵素遺伝子等がよく知られている。これらのように数々の進展はみられるが，脂肪酸による転写調節メカニズムに関してはまだ多くの問題が残されている。

　われわれは，新たな機能の検索も含めて，ヒト肝癌由来HepG2細胞をモデルとして，LCFAがどのような遺伝子群の発現に作用するか，DNA

---

*城西大学薬学部医療栄養学科

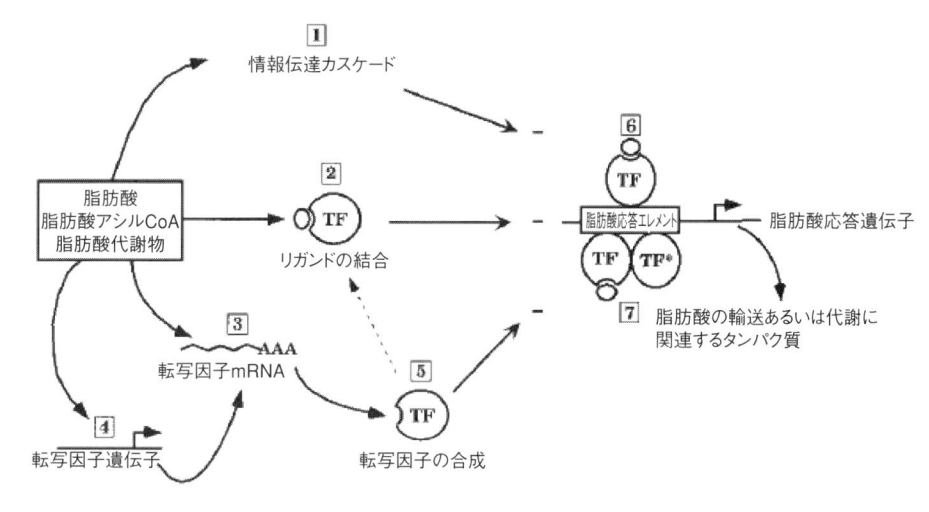

図1. 脂肪酸による遺伝子転写制御の仮定機序

脂肪酸それ自身，Fatty acyl-CoA あるいは脂肪酸代謝産物は，さまざまな相互に非選択的で潜在的なメカニズムにより，脂肪酸の輸送や代謝に関連するタンパクをコードする応答遺伝子の転写を変化させる。ステップ1，情報伝達カスケードは，転写因子（TF）の共有結合修飾が生じることから始まり，それにより転写因子の転写活性が変化する。ステップ2，脂肪酸それ自身，あるいはその代謝産物が転写因子のリガンドとして作用し，その際，その転写因子は脂肪酸応答エレメントのDNAとの結合が可能になり，転写を促進あるいは抑制する。ステップ3，4，5，脂肪酸は，転写因子のmRNAの安定性（ステップ3）あるいは転写（ステップ4）を変化させることにより間接的に作用することができ，結果的に脂肪酸の輸送や代謝に関連するタンパクをコードする遺伝子の転写速度への影響を伴う転写因子のデノボ合成（ステップ5）に変化を与える。相同部位に応答するエレメントへの結合において，転写因子はモノマー（ステップ6），ホモダイマーあるいはヘテロダイマーとして他の異なる転写因子とともに作用する（Duplus, E., Glorian, M., and Foresti, C.: J. Biol. Chem., 275: 30749-30752, 2000）。

マイクロアレイを用いて網羅的解析を試みた。以下，オレイン酸（OA, 18：1，n-9），アラキドン酸（AA, 20：4，n-6），エイコサペンタエン酸（EPA, 20：5，n-3）およびドコサヘキサエン酸（DHA, 22：6，n-3）の作用について述べる。

1. 長鎖脂肪酸（LCFA）の遺伝子発現に対する調節作用の網羅的解析

ヒト遺伝子に対するオリゴヌクレオチドプローブ約6,000セットからなる GeneChip（HuGene FL Array, Affymetrix 社）[11] を用いて HepG2細胞における遺伝子発現調節に及ぼす LCFA の作用を検討した。HepG2細胞は，これまでにリポタンパク質代謝やコレステロール代謝研究に広く用いられてきたこと[12,13]から，本検討において使用した。

HepG2細胞を，10% LPDS（lipoprotein deficient serum）を含むDMEMにて，最終濃度0.25mMのOA，AA，EPAあるいはDHAを添加し，24時間培養後，細胞から total RNA を調整した。また，コントロールとして脂肪酸を添加せず同様に培養した細胞を用いた。GeneChip による発現解析は，Affymetrix 社マニュアルの操作法に従い行った[14,15]。染色後，プローブごとの蛍光強度（average difference, mRNA量）を測定し，コントロール細胞の各 mRNA 量をベースラインとして脂肪酸処理による mRNA レベルの変化量（average difference change）と変化率（fold change）を GeneChip Software（Affimetrix）で解析した。

表1に，FA無添加で培養したコントロール細胞において高い mRNA レベルを認めた遺伝子を示した。オリゴヌクレオチドをプローブとした DNA マイクロアレイでは，cRNAとプローブとの塩基配列に依存した親和性の違いのため，このような発現順位は絶対的なものではないが，これら遺伝子の mRNA 量が相対的に多いと考えられる。リボゾームタンパク質群，リポタンパク質の構成タンパクであるアポリポタンパク質に高い発

表1. コントロール HepG2細胞において高発現した遺伝子

順位	Accession	Avg Diff*	遺伝子名
1	M11147	21843	Ferritin L chain
2	L06499	21593	Ribosomal protein L37a (RPL37A) mRNA
3	X01038	19326	Apolipoprotein AI precursor
4	M12529	18908	Apolipoprotein E mRNA, complete cds
5	M17885	18683	Acidic ribosomal phosphoprotein P0
6	J04617	17770	Elongation factor EF-1-alpha
7	K01396	17371	Alpha-1-antitrypsin
8	M16961	17347	Alpha-2-HS-glycoprotein alpha and beta chain
9	X17206	16992	LLRep3
10	M24194	16977	MHC protein homologous to chicken B complex protein
11	M81757	16469	S19 ribosomal protein mRNA, complete cds
12	X56932	16290	mRNA for 23 kD highly basic protein
13	L04483	15822	Ribosomal protein S21 (RPS21)
14	X62691	15804	Ribosomal protein (homologuous to yeast S24)
15	M60854	15606	Ribosomal protein S16
16	L47125	14926	glypican (GPC3)
17	K02765	14615	Complement component C3, alpha and beta subunits
18	X04898	14610	Apolipoprotein AII
19	X69150	14536	Ribosomal protein S18
20	M17886	14447	Acidic ribosomal phosphoprotein P1
21	X12447	14394	Human aldolase A gene (EC 4.1.2.13)
22	X53595	14287	apolipoprotein H
23	X01677	13853	Gyceraldehyde-3-phosphate dehydrogenase (G3PD, EC 1.2.1.12)
24	U22961	12938	mRNA clone with similarity to L-glycerol-3-phosphate:NAD oxidoreductase and albumin gene
25	S95936	12765	Transferrin
26	X80822	12730	ORF
27	V01514	12158	Alpha-fetoprotein (AFP)
28	X00351	11944	Beta-actin
29	U14969	11732	Rbosomal protein L28
30	M63379	11589	TRPM-2 protein

HepG2細胞を10% LPDS含有の培養液DMEMにて24時間培養した。プローブごとの蛍光強度はDNAマイクロアレイによるmRNA発現強度を示している。
* Avg Diff：average difference.

現が認められた。また，ferritin や transferin など Fe 含有タンパク質遺伝子に高い発現レベルがみられた．表2に，コントロール細胞におけるコレステロール代謝関連遺伝子の mRNA レベルを示した．コントロール HepG2細胞においてアポリポタンパク質AⅠ，AⅡ，B-100，CⅠ，EおよびHなど主なアポタンパク質は，90番までの高発現レベルを示した．肝臓における生体レベルでのアポリポタンパク質Hの発現は微少であるものの，これらの結果は，HepG2細胞がリポタンパク質代謝研究に適したモデルであることを示唆している．また，HepG2細胞は，LDL受容体，SREBP，HDL結合タンパク質，LCAT (lecithin：cholesterol acyltransferase) および HMG-CoA 還元酵素などを高レベルで発現した．しかし，DNAマイクロアレイ解析において，MTP (microsomal triglyceride transfer protein)，Cyp 7A1 (cholesterol 7-α-hydroxylase) や CETP (cholesteryl ester transfer protein) は検出することができなかった．

DHA処理により，約6,000種中44の遺伝子において2倍以上のmRNAレベルの変動が認められた．また，OA，AAおよびEPA処理により2倍以上のmRNAレベルの変化を示した遺伝子数は，それぞれ，19，29および26種であった．これにより，DHAが最も多くの遺伝子発現に影響を及ぼすことが示唆された．DHA，EPAおよびAAのPUFA処理では，mRNAレベルの増加と減少が共に認められたが，OAでは顕著な発現レベルの減少は認められなかった．これは一価不飽

表2. コントロールHepG2細胞におけるコレステロール代謝関連遺伝子の発現レベル

順位	Avg Diff[*1]	Abs Call[*2]	遺伝子名
3	19326	P	apolipoprotein AI
4	18908	P	apolipoprotein E
20	14610	P	apolipoprotein AII
24	14287	P	apolipoprotein H
53	9231	P	apolipoprotein C-I
84	6653	P	apolipoprotein B-100
348	1358	P	LDL receptor
377	6016	P	apolipoprotein CII
466	1105	P	SREBP1
486	942	P	HDL binding protein (HBP)
475	957	P	acid cholesteryl esterase
584	741	P	LCAT
592	731	P	CD36
683	614	P	HMG CoA reductase
1256	297	A	apolipoprotein D
1264	294	P	apolipoprotein AIV
1456	245	A	phospholipid transfer protein
1537	226	P	HMG CoA syntase
1631	207	A	PPAR gamma
2603	89	A	apolipoprotein (a)
2617	87	M	ALCAM (HB2)
2878	68	A	VLDL receptor
3149	52	A	lipoprotein lipase
	≦0	A	MTP
	≦0	A	CLA-1 (SR-BI)
	≦0	A	ACAT
	≦0	A	cholesterol 7-a hydroxylase (Cyp7A1)
	≦0	A	APOBEC1
	≦0	A	CETP

HepG2細胞を10% LPDS含有の培養液DMEMにて24時間培養した。プローブごとの蛍光強度はDNAマイクロアレイよるmRNA発現強度を示している。
[*1] Avg Diff：average difference.
[*2] P：陽性，M：±，A：陰性。

和脂肪酸であるOAは，遺伝子発現に対してPUFAとは異なる調節作用を持つことを示唆している。本来PUFAは栄養素であるため，遺伝子発現に対する作用は，医薬品や他の化学物質と比較して穏やかなものと考えられる。

表3に，コレステロールおよびリポタンパク質代謝関連以外の遺伝子発現に対するPUFAの影響を示した。PUFAは，いくつかの転写因子の発現レベルに影響した。すなわち，SREBPsのmRNAレベルを抑制した。また，LXR，NF-κB p65，NFI-X (nuclear factor I-X)，PPARsおよびRad2の発現に対し若干ではあるが影響を示した。しかし，FAへの応答性が報告されているHNF4，c-fosおよびnur-77[9]への影響は認められなかった。今回の検討に用いた4種の脂肪酸は，osteopontin，metallothionein-IG，MLC-1V/Sb (ventricular/slow twitch myosin alkali light chain) およびDDS1 (deleted split hand/split foot 1) のmRNAレベルを大きく増加させた。さらに，PUFAは細胞分化因子や増殖因子の発現にも影響を与えた。

PUFAは，FAS (fatty acid synthase) やSCD1 (stearoyl-CoA desaturase) など脂肪酸代謝系遺伝子発現を抑制した。しかし，PUFAによる発現の誘導が知られている脂肪酸の異化にかかわる酵素，すなわちCPT1 (carnitine：palmitoyl-CoA acyltransferase 1)，AOX (acyl-CoA oxidase) およびACS (acyl-CoA synthetase) の遺伝子発現への作用は認められなかった。これら酵素は脂肪酸の酸化に働き，発現はPPARによっ

表3．HepG2細胞における長鎖脂肪酸処理によるmRNAレベルの変化率

遺伝子	Accession	Avg Diff*	変化比率				機　能
			OA	AA	EPA	DHA	
interferon-gamma receptor alpha chain	U19247	226	-1.1	-2.3	-2.3	-2.2	抗ウイルス活性
mitochondrial NADH dehydrogenase	U65579	407	1.8	2.0	3.1	2.7	呼吸鎖
osteopontin	U20758	488	1.9	1.6	2.0	2.3	骨マトリックスタンパク質
heparan sulfate proteoglycan (HSPG2)	M85289	146	-1.5	1.3	5.3	1.3	細胞接着
cdc25Hs	M34065	-26	2.7 *	1.9 *	1.4 *	2.1 *	細胞分化
interleukin 1 alpha (IL 1)	M28983	-51	2.6 *	2.0 *	2.7 *	1.8 *	細胞分化
MAC30	L19183	1769	1.0	-2.8	-2.1	-1.8	細胞分化
protein tyrosine phosphatase (PTP-PEST)	M93425	73	2.0 *	1.9 *	-1.0 *	3.1 *	細胞分化
small proline-rich protein 2 (SPRR2B)	L05188	-110	2.9 *	2.8 *	3.0 *	1.8 *	細胞分化
SWI/SNF complex 155 KDa subunit (BAF155)	U66615	197	1.4	1.5 *	2.3	2.2 *	細胞分化
Drosophila female sterile homeotic (FSH)	X62083	4	1.5	1.2	13.3 *	2.9 *	細胞増殖
glial growth factor 2		394	-5.5 *	-3.0	-5.3 *	-5.6 *	細胞増殖
membrane-associated protein (HEM-1)	M58285	193	1.8	2.5 *	2.9	2.4 *	細胞増殖
Sec23A isoform	X97064	51	3.3 *	1.1 *	2.1 *	2.6 *	細胞増殖
Sec23B isoform	X97065	230	2.3	1.8	2.4	2.1	細胞増殖
S-lac lectin L-14-II (LGALS2)	M87860	-3	1.5 *	2.0 *	3.2 *	4.5 *	細胞増殖
microsomal glutathione S-transferase (GST-II)	U77604	2836	1.0	-1.1	1.2	-2.0	解毒
FDXR gene (adrenodoxin reductase)	M58509	287	1.2	1.5	1.6	2.2	電子伝達系
uncoupling protein homolog (UCPH)	U94592	169	2.8	-2.7	2.2	-2.0	エネルギー消費
fatty acid synthase	S80437	4358	-1.0	-2.1	-2.1	-2.3	脂肪酸合成
stearoyl-CoA desaturase		1416	1.1	-2.9	-2.9	-3.1	脂肪酸合成
liver fatty acid binding protein (FABP)	M10050	6859	1.1	-2.0	-1.6	-1.5	脂肪酸輸送
ceruloplasmin (ferroxidase)	M13699	309	1.2	-1.9	-2.9	-3.1	Fe酸化
galactokinase (GALK1)	L76927	120	2.5	2.8	-1.9 *	3.1	解糖
RASF-A PLA2	M22430	122	2.0	2.2	1.5	2.7	炎症
S-lac lectin L-14-II (LGALS2)	M87860	-3	1.5 *	2.0 *	3.2 *	4.5 *	レクチン
deleted in split hand/split foot 1 (DSS1)	U41515	102	1.4	3.7	4.4	4.8	四肢発達
urokinase-type plasminogen activator receptor	U09937	-19	1.6 *	1.7 *	4.9 *	2.4 *	血小板凝固
metallothionein-IG (MT1G)	J03910	195	1.8	3.6	2.3	5.6	重金属毒性防御
inter-alpha-trypsin inhibitor subunit 3	X16260	238	-1.1	-4.8 *	-4.2 *	-2.8	プロテアーゼインヒビター
vacuolar proton pump, 116-kDa subunit	U45285	41	2.0 *	4.4 *	4.3 *	7.1 *	プロトンポンプ
prostasin	L41351	749	-1.2	-2.6	-8.3	-3.8	セリンプロテアーゼ
extracellular-superoxide dismutase (SOD3)	J02947	124	1.7	1.3	3.6 *	2.2	過酸化物消去
manganese superoxide dismutase (SOD2)	X65965	611	-1.2	-1.2	-2.0	-1.1	過酸化物消去
2-oxoglutarate dehydrogenase	D10523	143	1.4	-1.0	2.0	1.4	TCAサイクル
isocitrate dehydrogenase	Z68129	202	1.5	1.9	2.5	2.0	TCAサイクル
succinate dehydrogenase (SDH)	L21936	496	1.9	1.4	2.1	2.5	TCAサイクル
succinyl-CoA synthetase	Z68204	6	2.1 *	1.2 *	2.1 *	2.1 *	TCAサイクル
LXR-alpha	U22662	67	1.4 *	-1.3 *	2.1 *	1.3 *	転写因子
NF-kappa-B p65 subunit	L19067	201	2.3	1.7	1.4	1.8	転写因子
nuclear factor I-X	L31881	94	1.4	-1.2	4.4	1.4	転写因子
PPAR alpha	L02932	4	-1.4 *	1.2 *	1.5 *	1.1 *	転写因子
PPAR gamma	L40904	99	2.0	-1.6	-1.1	1.0	転写因子
Rad2		40	2.6	2.1 *	3.5 *	2.6 *	転写因子
SREBP-1	U00968	1105	1.0	-1.7	-1.2	-1.8	転写因子
SREBP-2	U02031	559	1.1	-1.5	-1.9	-1.7	転写因子
KIAA0030	D21063	45	2.5 *	2.2 *	8.1 *	1.9 *	不明
KIAA0092	D42054	325	-1.1	-1.3	-1.7	-3.8	不明
KIAA0219	D86973	96	4.2	1.9	2.7	3.2	不明
inducible protein	L47738	-55	3.9 *	3.5 *	4.5 *	3.5 *	不明

　HepG2細胞は最終濃度0.25mMのオレイン酸(OA)，アラキドン酸(AA)，エイコサペンタイン酸(EPA)あるいはドコサヘキサエン酸(DHA)を培養液に添加し24時間培養した．mRNAレベルの変化量(Avg Diff)はコントロールHepG2細胞のmRNA量をベースラインとして示した．*：アレイのノイズは，コントロールあるいは脂肪酸処理群のいずれも転写の変化量より大きいため，変化率の値はノイズを用いて計算した[1]．
* Avg Diff：average difference.

て制御されている[18-22]。PPAR-αと-γとは，それぞれ肝細胞と脂肪細胞に局在している[6]。ヒト肝臓におけるPPAR-αの発現レベルは，マウス肝臓での発現と比較して低い[23,24]。PPAR-αを過剰発現させたHepG2細胞において，PUFAはHMG-CoA synthase, CPTおよびACSのmRNAレベルを誘導する[25]。しかし，今回の検討において，HepG2細胞におけるPPAR-αと-γとの発現レベルは，極めて低いものであった（表3）。

また，PPARは脂肪酸結合タンパク質（FABP），脂肪酸転送および不飽和化を制御している。表3に示したように，PUFAはFAS, FABPおよびSCD1の発現を抑制した。しかしながら，脂肪酸代謝はPPARのみでなくSREBPによっても制御されている。SREBP-1は主に脂肪酸代謝の制御に，そしてSREBP-2はコレステロール代謝の制御に機能している[26,27]。したがって，今回の検討で認められた脂肪酸代謝系の抑制はSREBP-1を介したもので，HepG2細胞におけるPUFAによる遺伝子発現調節には，SREBPを介した経路が最も重要であると考えられる。一方，脂肪酸化系のmRNA発現には影響を与えなかったが，PUFAはTCA回路に働く2-oxoglutarate dehydrogenase, isocitrate dehydrogenaseおよびsuccinyl-CoA synthetaseの発現を増加させた。以上のように，HepG2細胞において，PUFAは脂肪酸合成系を抑制し，一方で，TCA回路を誘導することでATP産生を増加した。

血漿コレステロールレベルの低下やコレステロール代謝への影響などPUFAの作用はよく知られているが，表4にLCFA処理後のコレステロール代謝およびリポタンパク質代謝関連遺伝子発現レベルの変動を示した。PUFAは，SREBPの標的遺伝子[1,26,28]とされるLDL receptor, HMG CoA synthaseおよびHMG CoA reductaseのmRNAレベルを減少させた。さらに，コレステロール合成系に働くMDP（mevalonate pyrophosphate decarboxylase）とsqualene epoxidaseの発現を抑制した。また，これまでにPUFAに対する応答性が報告されていないLysosomal acid lipaseは，強い応答性を示すもののひとつであった。GeneChipを用いた解析では，LXR-αの発現レベルに顕著な変動は認められなかった。また，PUFAによる調節[29,30]が想定されているACAT（cholesterol acyltransferase：acyl CoA）やCETP（cholesteryl ester transfer protein）のmRNA発現は，HepG2における発現レベルが極めて低いため，検出することができなかった。

GeneChipによる解析で，DHAによりMPDのmRNAレベルは－9.5倍（11%）に減少した。この成績を確認するため定量RT-PCR法を用いて，MPDのmRNA発現に対する影響を検討した。MPDはコレステロール合成系の1酵素で，Sakakuraら[31]はSREBPがMPDを含め，すべてのコレステロール合成系酵素遺伝子の発現を制御することを示した。また，GeneChip解析では，AA, EPAおよびDHA処理により，SREBP-1 mRNAレベルはそれぞれ－1.7, －1.2, －1.8倍に減少すること，SREBP-2レベルは－1.5, －1.9, －1.7倍に減少することが示された。LCFAによるSREBPのmRNAレベルの変化を定量RT-PCR法で精査した。図2に示したように，OAでは変化が認められなかったが，AA, EPA, DHA処理では，SREBP-1および-2のmRNAレベルの減少が確認された。また，図3に示したように，PUFA処理でMPDの発現にも減少が確認された。GeneChipと定量RT-PCRによる解析から得られたMPDとSREBPのmRNAレベルの低下率には差異が認められたが，DNAマイクロアレイ解析結果は，PUFA作用を反映したものであり，網羅的解析の技術として有用なものであると言える。

DNAマイクロアレイ解析において，PUFAによるLXRへの顕著な影響は，その発現レベルが低いためにみることはできなかった。表5に示したように，RT-PCR法により，OA, AA, EPAおよびDHAでLXR mRNAレベルの増加が認められた。同様に，LXR-αの標的遺伝子として知られるABCA1[32,33], Cyp7A1[34,35]に増加が認められた。したがって，コレステロールの異化に重要な働きを持つこれらタンパク質の発現は，主にLXRにより制御されていると考えられる。

表4．長鎖脂肪酸処理によるコレステロールおよびリポタンパク質代謝関連遺伝子のmRNA発現量の変化

遺伝子	Accession	Avg Diff*	Fold変化比率			
			OA	AA	EPA	DHA
抑 制						
HMG-CoA reductase	M11058	614	-1.5	-2.9	-2.2	-3.1
HMG-CoA synthase	L25798	226	-1.5	-2.9	-2.4 *	-2.0
mevalonate kinase	M88468	276	-1.2	-1.2	-2.7	-1.1
mevalonate pyrophosphate decarboxylase	U49260	1638	-1.3	-3.4	-1.9	-9.5
squalene epoxidase	D78129	1782	-1.0	-2.0	-1.2	-2.2
2,3-oxidosqualene-lanosterol cyclase	U22526	200	-1.0	-2.5	-2.8 *	-4.8 *
LDL receptor	L00352	1358	-1.1	-2.6	-2.1	-2.3
lysosomal acid lipase	U04285	957	-1.1	-1.6	-2.2	-1.6
増 加						
hepatic triglyceride lipase	M29194	-1	1.7 *	1.2 *	1.8 *	2.6 *
apolipoprotein(a)	X06290	89	2.2	1.3	2.4	-1.3 *
ICAM-2	M32334	5	2.0 *	1.3 *	3.1 *	-1.3 *
無変化						
apolipoprotein AI regulatory protein (ARP-1)	M64497	40	1.2 *	1.1 *	-1.7 *	1.1 *
apolipoprotein AI precurser	X01038	19326	1.0	-1.0	-1.0	1.0
apolipoprotein AII	X04898	14610	1.0	1.0	-1.0	1.0
Ear-3		75	1.0	1.1 *	-1.1 *	-1.5 *
lectin-like oxidized LDL receptor	D89050	-21	1.1 *	-2.0 *	-1.1 *	1.1 *
lipoprotein lipase	M15856	52	-1.4 *	-1.0 *	-1.3 *	-1.3 *
scavenger receptor type I	D13264	-13	-1.2 *	-1.3 *	1.0 *	1.2 *
CLA-1(SR-BI)	Z22555	0	0.0 *	0.0 *	0.0 *	0.0 *
CD36	Z32765	731	1.1	-1.3	1.3	1.5
HDL binding protein	M64098	942	1.2	1.2	1.2	1.4
CD6 ligand (ALCAM/HB2)	L38608	87	1.0	-1.8 *	-1.5 *	1.2
Cdc42 GTPase-activating protein	U02570	310	1.3	1.2	1.2	1.4
LCAT	M12625	741	1.0	1.1	-1.2	1.2
ACAT	L21934	-12	1.4 *	1.1 *	1.2 *	1.2 *
CETP	M30185	-140	-2.9 *	-1.2 *	1.3 *	-1.9 *
phospholipid transfer protein		245	1.4	-1.2	1.4	-1.0
MTP	X91148	0	0.0 *	0.0 *	0.0 *	0.0 *

HepG2細胞は最終濃度0.25mMのオレイン酸（OA），アラキドン酸（AA），エイコサペンタイン酸（EPA）あるいはドコサヘキサエン酸（DHA）を培養液に添加し24時間培養した．mRNAレベルの変化量（Avg Diff）はコントロールHepG2細胞のmRNA量をベースラインとして示した．*：アレイのノイズは，コントロールあるいは脂肪酸処理群のいずれも転写の変化量より大きいため，変化率の値はノイズを用いて計算した[11]．
* Avg Diff：average difference．

　以上のように，HepG2細胞においてPUFAは多くの転写因子の発現を変動させ，SREBP発現の抑制が最も顕著であった（表5）．われわれの成績では，肝臓の脂肪酸合成系とコレステロール合成系の発現の抑制が示され，HepG2を用いた今回の検討では，PUFA処理によるこれらの発現調節機序は，主にSREBPを介した抑制であることが示唆された．PUFAはSREBPのmRNA発現を減少させることが報告されており[36-40]，SREBP-1は脂肪酸合成系遺伝子の転写制御に，またSREBP-2はコレステロール代謝制御に機能している[26,27,41,42]．これらの結果は，PUFAはコレステロール合成系のすべてを低下させることを示唆している．PUFAによるSREBP発現の抑制機序として，それらmRNAの安定性への影響であることが示されている[39]．

　LXRは酸化ステロールと結合し，肝臓における胆汁酸合成系の酵素遺伝子発現を直接制御している．一方，Tobinら[7]と同様に，われわれの結果は，LCFAはLXR-αの発現を誘導することを

表5. 長鎖脂肪酸処理後のリポタンパク質代謝関連遺伝子の相対発現レベル

	control(LPDS)	OA	AA	EPA	DHA
酵素・タンパク質					
HTGL	1 ± 0.39	1.98 ± 0.67	3.78 ± 0.83	4.19 ± 2.36	3.73 ± 1.34
LCAT	1 ± 0.28	1.47 ± 0.57	1.60 ± 0.11	1.65 ± 0.32	1.75 ± 0.40
ABCA1	1 ± 0.25	1.30 ± 0.54	1.23 ± 0.77	1.64 ± 0.10	2.05 ± 0.26
ACAT	1 ± 0.11	1.32 ± 0.27	1.47 ± 0.14	1.39 ± 0.47	1.39 ± 0.22
CYP7a1	1 ± 0.39	1.39 ± 0.85	3.27 ± 0.66	3.50 ± 1.46	2.33 ± 1.45
LAL/CE	1 ± 0.15	1.34 ± 0.19	0.84 ± 0.05	0.71 ± 0.14	0.57 ± 0.07
転写因子					
ARP-1	1 ± 0.24	1.32 ± 0.28	1.00 ± 0.41	1.06 ± 0.19	0.82 ± 0.14
LXR-alpha	1 ± 0.29	1.96 ± 0.80	2.60 ± 1.11	2.16 ± 1.32	2.34 ± 0.90
NF-κB	1 ± 0.13	0.79 ± 0.19	0.61 ± 0.32	0.55 ± 0.23	0.35 ± 0.02
SREBP-1	1 ± 0.11	0.93 ± 0.39	0.44 ± 0.06	0.32 ± 0.05	0.24 ± 0.06
SREBP-2	1 ± 0.10	0.78 ± 0.16	0.59 ± 0.12	0.47 ± 0.07	0.44 ± 0.03
PPAR-alpha	1 ± 0.24	1.20 ± 0.20	1.21 ± 0.19	1.07 ± 0.14	0.85 ± 0.05

HepG2細胞は最終濃度0.25mMのオレイン酸(OA)、アラキドン酸(AA)、エイコサペンタイン酸(EPA)あるいはドコサヘキサエン酸(DHA)を培養液に添加し24時間培養した。トータルRNAを抽出し、mRNAレベルをリアルタイムRT-PCR(GeneAmp 5700, Applied Biosystems)により測定した。測定値は平均および標準偏差で示した($n=3$)。

示唆した。LXR-αは，SREBP遺伝子に存在するLXR応答配列に結合し，SREBPの発現を制御している。Yoshikawaら[43]は，PUFAによるSREBP-1発現の抑制が，LXRの活性化に必要なリガンド結合の競合を介して制御されていることを報告した。

PUFAおよびその代謝物はPPARのリガンドとして機能するが，HepG2細胞におけるPPARの発現は低いために，脂肪酸のβ酸化に関連した酵素遺伝子に対する影響が示されなかったものと考えられる。

2. 魚油負荷によるマウス肝臓におけるmRNA発現プロフィールへの影響

Takahashiら[44]は，マウスに魚油(マグロ)もしくはサフラワー油を脂肪エネルギー比率60％とした高脂肪食を6カ月間負荷した時の肝臓におけるmRNA発現プロフィールの変動についてオリゴヌクレオチドDNAマイクロアレイを用いて解析した結果を報告した(表6, 7)。この検討から，魚油負荷によるコレステロール代謝および脂肪酸合成酵素系遺伝子の発現量の減少と脂肪酸異化酵素系遺伝子の発現量の増加を示した。魚油負荷でマウス肝臓の免疫応答遺伝子，抗酸化遺伝子(glutathione transferase, uncoupling protein 2, Mn-superoxide dismutase)および脂質異化酵素系遺伝子が，有意に増加することが示された。これらの結果は，魚油摂取が内因性のPPAR-αを介した活性化システムを抑制すること，また過剰な活性酸素種(ROS)に対する防御機構として抗酸化遺伝子群の発現を亢進することを示している。同様に，われわれのデータにおいてもmetallothionein-IGやSOD3(extracellular-superoxide dismutase)など抗酸化遺伝子の発現量がPUFA処理により増加した。しかしながら，microsomal glutathione S-transferaseやSOD2(manganese superoxide dismutase)の発現レベルには変動がみられず，総じて酸化への応答は弱いものであった(表3)。これは，われわれがHepG2細胞に添加したPUFAは高純度(99％)で，処理時間も24時間と短いために，細胞への酸化ストレスが強いものでなかったためと思われる。マウスへの高脂肪食の6カ月間の負荷による彼らの検討において，免疫応答系や抗酸化遺伝子が誘導されたのは，過剰の活性酸素種生成への適応の結果であると考えられる。

3. PUFAの新規機能

DNAマイクロアレイを用いた網羅的解析により，これまでにPUFAの影響が知られていなか

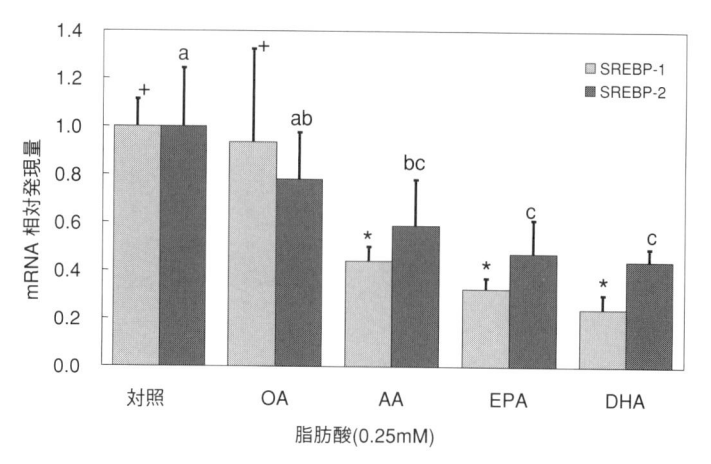

図2. 長鎖脂肪酸のHepG2細胞におけるステロール調節エレメント結合タンパク質（SREBP）1および2のmRNA発現に対する作用

HepG2細胞を培養液に0.25mMのOA，AA，EPAあるいはDHAを添加し，24時間培養した。細胞からtotal RNAを調整し，リアルタイムRT-PCR（GeneAmp 5700, Applied Biosystems）にてSREBPのmRNA発現レベルの測定した。一本鎖cDNA合成はtotal RNA 1μgからrandom hexamerおよびTaqMan Reverse Transcription Reagents（Applied Biosystems, Foster City, CA）を用いて行った。プライマー配列は，SREBP-1については，5'-GCAAGGCCATCGACTACATTC-3'（forward），5'-TTGCTTTTGTGGACAGCAGTG-3'（backward），SREBP-2については，5'-AGGCGGACAACCCATAATATCA-3'（forward）and 5'-GACTTGTGCATCTTGGCGTCT-3'（backward）。リアルタイム定量RT-PCRは，最終容積25μL中にfirst-strand cDNA 10ng，各プライマーセット300nMを含む反応液およびSYBR Green PCR core reagent（Applied Biosystems）を用いて行った。mRNAの相対発現量は，GAPDHのmRNAにより補正した。測定値は平均および標準偏差で示した（n=3）。各脂肪酸間の有意差は，多重比較により解析した。異なるアルファベットがついている棒グラフの間に有為な差がある（$p<0.05$）[11]。

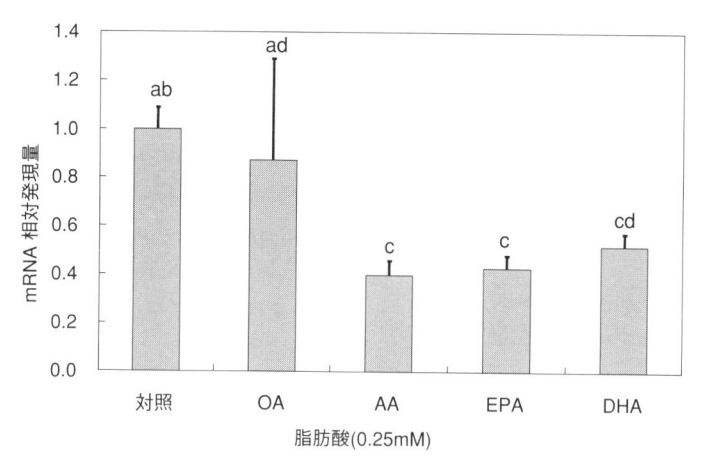

図3. 長鎖脂肪酸のHepG2細胞におけるmevalonate pyrophosphate decarboxylase（MPD）のmRNA発現に対する作用

HepG2細胞を培養液に0.25mMのOA，AA，EPAあるいはDHAを添加し，24時間培養した。細胞からtotal RNAを調整し，リアルタイムRT-PCR（GeneAmp 5700, Applied Biosystems）にてMPDのmRNA発現レベルの測定した。一本鎖cDNA合成はtotal RNA 1μgからrandom hexamerおよびTaqMan Reverse Transcription Reagents（Applied Biosystems, Foster City：CA）を用いて行った。MPDのプライマー配列は，5'-CGAGTCACACTGGCCTGAACT-3'（forward）and 5'-CACGGTACTGCCTGTCAGCTT-3'（backward）。リアルタイム定量RT-PCRは，最終容積25μL中にfirst-strand cDNA 10ng，各プライマーセット300nMを含む反応液およびSYBR Green PCR core reagent（Applied Biosystems）を用いて行った。mRNAの相対発現量は，GAPDHのmRNAにより補正した。測定値は平均および標準偏差で示した（n=3）。各脂肪酸間の有意差は，多重比較により解析した。異なるアルファベットがついている棒グラフの間に有為な差がある（$p<0.05$）[11]。

表6．魚油添加飼料摂取によるマウス肝臓の遺伝子発現量増加[44]

	Accession Number	Fold 増加	遺 伝 子	変化量（平均） 炭水化物	変化量（平均） サフラワー油	変化量（平均） 魚油	推定される機能	Group
1	V00802	37	κ免疫グロブリン定常部(領域)	27	14	1,797↑	炎症	1
2	X03690	24	Ig重鎖定常部(領域)mu(b)アレル	3	1	519↑	炎症	1
3	J04953	10	ゲルソリン	27	71	245↑	貪食作用	1
4	AA145127	8.9	ヒト白血球エラスターゼインヒビターホモログ	52	67	600↑	プロテアーゼインヒビター	1
5	J04695	6.6	α2タイプⅣコラーゲン	32	12	170↑	マトリックス	
6	W29430	5.7	肝細胞増殖因子アクチベーターインヒビタータイプ2	97	22	158↑	プロテアーゼインヒビター	
7	U15976	5.6	脂肪酸輸送タンパク質	32	45	253↑	脂肪酸輸送	2
8	M23998	4.3	テストステロン16-α-ヒドロキシラーゼ	109	121	440↑	ステロイドホルモン	
9	U69125	4.1	脱共役タンパク質2	281	576	2,415↑	脱共役	3
10	U48420	4.1	θグルタチオントランスフェラーゼタイプ2	68	206	840↑	グルタチオンとの結合	3
11	L06047	3.8	グルタチオントランスフェラーゼ	68	59	222↑	グルタチオンとの結合	3
12	W29265	3.2	グルタチオントランスフェラーゼYaサブユニット	221	169	616↑	グルタチオンとの結合	3
13	X69296	2.9	チトクロームP450, 4a10	412	1,296↑	3,813↑	脂肪酸ω酸化	2
14	U15977	2.8	長鎖脂肪酸アシルCoAシンセターゼ	306	1,124↑	3,814↑	脂肪酸ω酸化	2
15	M32599	2.5	グリセルアルデヒド-3-リン酸デヒドロゲナーゼ	2,873	783↑	2,052↑	解糖	
16	X70303	2.5	プロテオソームサブユニットα2	146	140	421↑	タンパク質ターンオーバー	
17	U15636	2.4	T細胞特異的GTPase, GTP結合タンパク質	139	123	334↑	不明	
18	AA028398	2.4	βチューブリン	218	106	255↑	細胞骨格, シャペロン	
19	L05439	2.3	インスリン様成長因子結合タンパク質2	690	923	1,602↑	IGF機能修飾	
20	X62940	2.3	トランスフォーミング成長因子誘導クローン22	163	133	308↑	転写因子	
21	U01163	2.2	カルニチンパルミトイルトランスフェラーゼ11	655	767	1,653↑	脂肪酸β酸化	2
22	L20276	2.2	バイグリカン	538	442	1,090↑	マトリックス	
23	L35528	2.1	マンガンスーパーオキサイドジスムターゼ	447	443	925↑	抗酸化	3
24	Z38015	2.0	ミオトニンタンパク質キナーゼ	368	289	574↑	Ca^{2+}ホメオスターシス	

Group1, 免疫反応, Group2, 脂肪酸化, Group3, 抗酸化. 魚油を摂取したマウスの肝での遺伝子発現において, サフラワー油を摂取したマウスに比較し, 変化率の高い順に, 2倍以上増加した遺伝子を示した. 変化率は, プローブアレイに現れたそれぞれの転写産物の相対的な変化の目安として算出した. 変化量は各遺伝子の量的なマーカーである. 推定される遺伝子の機能は文献レビューに基づいている. 魚油を摂取したマウスでの変化(↑/↓)は, サフラワー油を摂取したマウスに対する有意な増加/減少を示した. 一方, サフラワー油を摂取したマウスでの変化は高炭水化物食を摂取したマウスに対する変化を示した.

ったいくつかの遺伝子の発現に対する作用が見いだされた. その中のひとつであるprostasinに対するPUFAの作用について定量RT-PCRを用いて確認した(図4). prostasinは精液中から最近発見されたセリンプロテアーゼで, ヒトにおいては, 前立腺, 腎臓, 肺および精液や尿を含む体液中に発現している[45,46]. prostasinと前立腺癌との関連性が認められている[47-50]. また, 上皮細胞のNa$^+$チャンネルの細胞外調節因子として機能することが示唆されている[51,52]. しかしながら, ヒトにおける生理学的機能については知られていない. prostasin遺伝子のプロモータにはステロール応答性配列(SRE)の存在[53]が報告されており, 今回の検討において, その発現がPUFAによって有意に抑制されたことから, 細胞内コレステロール濃度に応答したタンパク質の処理機構に重要な働きを持つことが推定される.

PUFAは細胞増殖因子や細胞分化因子の発現調節にも影響することが示唆されたが, その機序を明らかにするためには, より詳細な検討が必要

表7．魚油添加飼料摂取によるマウス肝臓の遺伝子発現量減少[44]

	Accession Number	Fold 増加	遺伝子	変化量（平均） 炭水化物	サフラワー油	魚油	推定される機能	Group
1	M21285	−83	ステアロイルCoAデサチュラーゼ遺伝子	13,098	7,644	81↓	PUFA合成	1
2	L27121	−34	ヒドロキシステロイドスルホトランスフェラーゼ	952	1,330↑	3↓	第Ⅱ相異物代謝酵素	2
3	M64863	−29	チトクロームP450 17-αヒドロキシラーゼ/C17-20リアーゼ	1,143	952	−77↓	腺外型ステロイドホルモン産生	2
4	W89667	−15	ラットSREBP-1cホモログ	266	181	14↓	転写因子	3
5	L41631	−9.2	グルコキナーゼ	375	338	4↓	グルコース取込み	
6	W17745	−7.2	ラットクエン酸リアーゼホモログ	2,815	1,647↓	229↓	脂肪酸合成	1
7	AA137659	−6.5	チトクロームP450 ⅡC40	1,505	1,652	252↓	炎症	
8	AA139907	−5.8	Spot14	1,185	269↓	46↓	不明	
9	X13135	−5.7	脂肪酸シンターゼ	2,781	1,505↓	275↓	脂肪酸合成	1
10	M64250	−5.4	アポリポタンパク質A-Ⅳ	331	275	71↓	HDLコレステロール代謝	
11	W48402	−4.3	silent mating type information regulation 2	78	212↑	50↓	酵母遺伝子転写のサイレンシング	3
12	D42048	−4.1	スクワレンエポキシダーゼ	364	539↑	114↓	コレステロール合成	1
13	X05475	−3.8	補体成分C9	919	753	229↓	細胞溶解	
14	AA036251	−3	ラットファルネシルピロホスフェートシンセターゼホモログ	385	403	156↓	コレステロール合成	1
15	W81960	−2.5	フェノール/アリル体スルホトランスフェラーゼ	764	722	249↓	第Ⅱ相異物代謝酵素	2
16	M33212	−2.5	核小体タンパク質N038	113	304↑	121↓	不明	
17	M58588	−2.5	血漿カリクレイン	160	289	117↓	血液凝固	
18	U51805	−2.4	アルギナーゼ	2,206	2,641	1,124↓	尿素産生	
19	M73329	−2.3	ホスフォリパーゼCα	535	1,057↑	424↓	シャペロン	
20	M94087	−2.3	ATF-4遺伝子（転写活性化因子4）	568	800↑	351↓	転写因子	3
21	M19960	−2.3	cAMP依存性タンパク質キナーゼ触媒サブユニット	192	341↑	146↓	プロテインキナーゼA	
22	M16359	−2.2	主要尿タンパク質Ⅲ	3,491	4,110	2,144↓	不明	
23	X64414	−2.2	低比重リポタンパク質受容体	436	602	271↓	脂質取込み	1
24	W47892	−2.2	カルシウム結合タンパク質P22	226	446↑	182↓	プロテインホスファターゼ	3
25	M69293	−2.1	Id2タンパク質	608	703	340↓	転写因子, bHLH転写調節因子-抑制	3

Group1, コレステロールおよび脂肪酸合成，Group2, 活性酸素種（ROS）およびペリオキシゾーム増殖因子活性化受容体α（PPARα）の活性化因子産生，Group3, 転写。HDL：high-density lipoprotein, PUFA：Polyunsaturated fatty acids．
魚油を摂取したマウスの肝での遺伝子発現において，サフラワー油を摂取したマウスに比較し，変化率の高い順に，二倍以上増加した遺伝子を示した。変化率は，プローブアレイに現れたそれぞれの転写産物の相対的な変化の目安として算出した。変化量は各遺伝子の量的なマーカーである。推定される遺伝子の機能は文献レビューに基づいている。魚油を摂取したマウスでの変化（↑/↓）は，サフラワー油を摂取したマウスに対する有意な増加/減少を示した。一方，サフラワー油を摂取したマウスでの変化は高炭水化物食を摂取したマウスに対する変化を示した。

である。

4．結 語

　長鎖脂肪酸の遺伝子発現調節に及ぼす作用を網羅的に解析するために，脂肪酸処理したHepG2細胞におけるmRNA発現レベルの変動を検討した。DNAマイクロアレイを用いて解析した6,000種の遺伝子の中で，脂肪酸合成系とコレステロール代謝系遺伝子の発現にPUFA処理による顕著な抑制を認めた。HepG2細胞におけるこの抑制は，主にSREBPを介した制御であることが示唆された。また，一価不飽和脂肪酸であるOAとPUFAのSREBPに対する作用には差異の

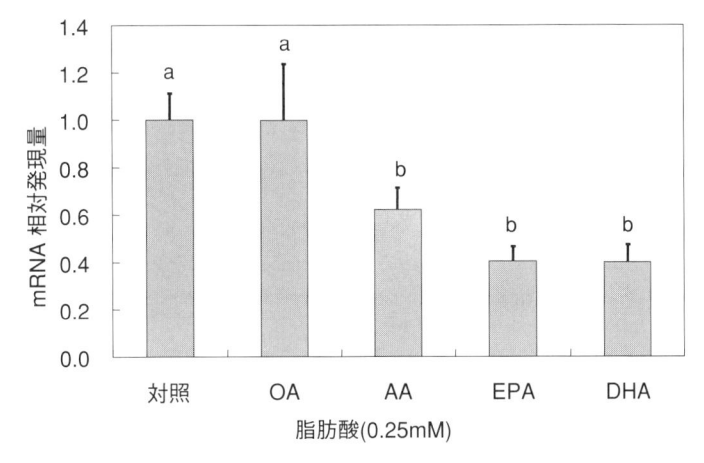

図4. 長鎖脂肪酸の HepG2 細胞における prostasin の mRNA 発現に対する作用

HepG2細胞を培養液に0.25mM の OA, AA, EPA あるいは DHA を添加し,24時間培養した。細胞から total RNA を調整し,リアルタイム RT-PCR (GeneAmp 5700, Applied Biosystems) にて prostasin の mRNA 発現レベルの測定した。一本鎖 cDNA 合成は total RNA 1μg から random hexamer および TaqMan Reverse Transcription Reagents (Applied Biosystems, Foster City, CA) を用いて行った。リアルタイム定量 RT-PCR は,最終容積25μL 中に first-strand cDNA 10 ng, 各プライマーセット300nM を含む反応液および SYBR Green PCR core reagent (Applied Biosystems) を用いて行った。mRNA の相対発現量は,GAPDH の mRNA により補正した。測定値は平均および標準偏差で示した ($n=3$)。各脂肪酸間の有意差は,多重比較により解析した。異なるアルファベットがついている棒グラフの間に有為な差がある ($p<0.05$) (11)。

あることが示された。PUFA は,Cyp7A1, ABCA1 や HTGL などコレステロール異化にかかわる遺伝子の発現を亢進させた。また,TCA 回路に働く酵素遺伝子の発現も増加させた。これらのように,PUFA はコレステロール合成と脂肪酸合成を低下させ,TCA 回路やコレステロール異化を活性化させる。

HepG2細胞では,脂肪酸に応答する転写因子として SREBP が最も強い働きを持つが,PPAR, LXR, HNF-4α, SREBP および RXR 等の転写因子相互のクロストークにより制御されている。脂肪酸は,コレステロール,脂肪およびグルコースの代謝調節のための転写制御に,最も重要な細胞内メディエーターとして機能していると考えられる。

共同研究者：藤原葉子,横山雅代,澤田留美,脊山洋右 (お茶の水女子大学生活科学部),石井雅巳,堤 修一,油谷浩幸 (東京大学先端科学技術研究センターゲノムサイエンス部門),花香里子 (帝京大学医学部),板倉弘重 (茨城キリスト教大学生活科学部)。

文 献

1) Wang, X., Sato, R., Brown, M. S., Hua, X. and Goldstein, J. L.: SREBP-1, a membrane-bound transcription factor released by sterol-regulated proteolysis. Cell, 77: 53-62, 1994.

2) Brown, M. S. and Goldstein, J. L.: A proteolytic pathway that controls the cholesterol content of membranes, cells, and blood. Proc. Natl. Acad. Sci. USA, 96: 11041-11048, 1999.

3) Dreyer, C., Krey, G., Keller, H., Givel, F., Helftenbein, G., and Wahli, W.: Control of the peroxisomal beta-oxidation pathway by a novel family of nuclear hormone receptors. Cell, 68: 879-887, 1992.

4) Schmidt, A., Endo, N., Rutledge, S. J., Vogel, R., Shinar, D., and Rodan, G. A: Identification of a new member of the steroid hormone receptor superfamily that is activated by a peroxisome proliferator and fatty acids. Mol. Endocrinol., 6: 1634-1641, 1992.

5) Keller, H., Mahfoudi, A., Dreyer, C., Hihi, A. K., Medin, J., Ozato, K., and Wahli, W.: Peroxisome proliferator-activated receptors and lipid metabolism. Ann. NY Acad. Sci., 684: 157-173, 1993.

6) Desvergne, B., and Wahli, W.: Peroxisome proliferator-activated receptors: nuclear control of metabolism. Endocr. Rev. 20: 649-688, 1999.

7) Tobin, K. A., Steineger, H. H., Alberti, S., Spydevold, O., Auwerx, J., Gustafsson, J. A., and Nebb, H. I.: Cross-talk between fatty acid and cholesterol metabolism mediated by liver X receptor-alpha. Mol Endocrinol., 14: 741 752, 2000.

8) Hertz, R., Sheena, V., Kalderon, B., Berman, I., and Bar-Tana, J.: Suppression of hepatocyte nuclear factor-4alpha by acyl-CoA thioesters of hypolipidemic peroxisome proliferators. Biochem. Pharmacol., 61: 1057-1062, 2001.

9) Roche, E., Buteau, J., Aniento, I., Reig, J. A., Soria, B., and Prentki, M.: Palmitate and oleate induce the immediate-early response genes c-fos and nur-77 in the pancreatic beta-cell line INS-1. Diabetes, 48: 2007-2014, 1999.

10) Duplus, E., and Forest, C.: Is there a single mechanism for fatty acid regulation of gene transcription? Biochem. Pharmacol., 64: 893-901, 2002.

11) Fujiwara, Y., Yokoyama, M., Sawada, R., Seyama, Y., Ishii, M., Tsutsumi, S., Aburatani, H., Hanaka, S., Itakura, H., and Matsumoto, A.: Investigating comprehensive effects of polyunsaturated fatty acid on the mRNA expression using a gene chip. J. Nutr. Sci. Vitaminol. (Tokyo) ,49: 125-132, 2003.

12) Dashti, N., and Wolfbauer, G.: Secretion of lipids, apolipoproteins, and lipoproteins by human hepatoma cell line, HepG2: effects of oleic acid and insulin. J. Lipid Res., 28: 423-436, 1987.

13) Forte, T. M., McCall, M. R., Knowles, B. B., and Shore, V. G.: Isolation and characterization of lipoproteins produced by human hepatoma-derived cell lines other than HepG2. J. Lipid Res., 30: 817-829, 1989.

14) Lockhart, D. J., Dong, H., Byrne, M. C., Follettie, M. T., Gallo, M. V., Chee, M. S., Mittmann, M., Wang, C., Kobayashi, M., Horton, H., and Brown, E. L.: Expression monitoring by hybridization to high-density oligonucleotide arrays. Nat. Biotechnol., 14: 1675-1680, 1996.

15) Lee, C. K., Klopp, R. G., Weindruch, R., and Prolla, T. A.: Gene expression profile of aging and its retardation by caloric restriction. Science, 285: 1390-1393, 1999.

16) Takabe, W., Mataki, C., Wada, Y., Ishii, M., Izumi, A., Aburatani, H., Kamakubo, T., Niki, E., Kodama, T., and Noguchi, N.: Gene expression induced by BO-654, probucol and BHQ in human endotherial cell. J Atheroscler. Thromb., 7: 223-230, 2000.

17) Akiyoshi, S., Ishii, M., Nemoto, N., Kawabata, M., Aburatani, H., and Miyazono, K.: Targets of transcriptional regulation by transforming growth factor-beta: expression proflie analysis using oligonucleotide arrays. Jpn. J. Cancer Res., 92: 258-268, 2001.

18) Clarke, S. D., and Jump, D.: Polyunsaturated fatty acids regulate lipogenic and peroxisomal gene expression by independent mechanisms. Prostaglandins Leukot Essent Fatty Acids, 57: 65-69, 1997.

19) Brandt, J. M., Djouadi, F., and Kelly, D. P.: Fatty acids activate transcription of the muscle carnitine palmitoyltransferase I gene in cardiac myocytes via the peroxisome proliferator-activated receptor alpha. J. Biol. Chem., 273: 23786-23792, 1998.

20) Bremer. J.: The biochemistry of hypo- and hyperlipidemic fatty acid derivatives: metabolism and metabolic effects. Prog Lipid Res., 40: 231-268, 2001.

21) Louet, J. F., Chatelain, F., Decaux, J. F., Park, E. A., Kohl, C., Pineau, T., Girard, J., and Pegorier, J. P.: Long-chain fatty acids regulate liver carnitine palmitoyltransferase I gene (L-CPT I) expression through a peroxisome-proliferator-activated receptor alpha (PPARalpha) -independent pathway. Biochem. J., 354: 189-197, 2001.

22) Reddy, J. K., and Hashimoto, T.: Peroxisomal beta-oxidation and peroxisome proliferator-activated receptor alpha: an adaptive metabolic system. Annu. Rev. Nutr., 21: 193-230, 2001.

23) Palmer, C. N., Hsu, M. H., Griffin, K. J., Raucy, J. L., and Johnson, E. F.: Peroxisome proliferator activated receptor-alpha expression in human liver. Mol Pharmacol., 53: 14-22, 1998.

24) Gervois, P., Torra, I. P., Chinetti, G., Grotzinger, T., Dubois, G., Fruchart, J. C., Fruchart-Najib, J., Leitersdorf, E., and Staels, B.: A truncated human peroxisome proliferator-activated receptor alpha splice variant with dominant negative activity. Mol Endocrinol., 13: 1535-1549, 1999.

25) Hsu, M. H., Savas, U., Griffin, K. J., and Johnson, E. F.: Identification of peroxisome proliferators-responsive human genes by elevated expression of the peroxisome proliferators-activated receptor alpha in HepG2 cells. J. Biol. Chem., 276: 27950-27958, 2001.

26) Horton, J. D., Shimomura, I., Brown, M. S., Hammer, R. E., Goldstein, J. L., and Shimano, H.: Activation of cholesterol synthesis in preference to fatty acid synthesis in liver and adipose tissue of transgenic mice overproducing sterol regulatory element-

binding protein-2. J. Clin. Invest., 101: 2331-2339, 1998.

27) Shimomura, I., Bashmakov, Y., and Horton, J. D.: Increased levels of nuclear SREBP-1c associated with fatty livers in two mouse models of diabetes mellitus. J. Biol. Chem., 274: 30028-30032, 1999.

28) Shimano, H., Horton, J. D., Hammer, R. E., Shimomura, I., Brown, M. S., and Goldstein, J. L.: Overproduction of cholesterol and fatty acids causes massive liver enlargement in transgenic mice expressing truncated SREBP-1a. J Clin Invest., 98: 1575-1584, 1996.

29) Hirano, R., Igarashi, O., Kondo, K., Itakura, H., and Matsumoto, A.: Regulation by long-chain fatty acids of the expression of cholesteryl ester transfer protein in HepG2 cells. Lipids., 36: 401-406, 2001.

30) Seo, T., Oelkers, P. M., Giattina, M. R., Worgall, T. S., Sturley, S. L., and Deckelbaum, R. J.: Differential modulation of ACAT1 and ACAT2 transcription and activity by long chain free fatty acids in cultured cells. Biochemistry., 40: 4756-4762, 2001.

31) Sakakura, Y., Shimano, H., Sone, H., Takahashi, A., Inoue, N., Toyoshima, H., Suzuki, S., Yamada, N., and Inoue, K.: Sterol regulatory element-binding proteins induce an entire pathway of cholesterol synthesis. Biochem. Biophys. Res. Commun., 286: 176-183, 2001.

32) Venkateswaran, A., Laffitte, B. A., Joseph, S. B., Mak, P. A., Wilpitz, D. C., Edwards, P. A., and Tontonoz, P.: Control of cellular cholesterol efflux by the nuclear oxysterol receptor LXR alpha. Proc. Natl. Acad. Sci. USA, 97: 12097-12102, 2000.

33) Laffitte, B. A., Repa, J. J., Joseph, S. B., Wilpitz, D. C., Kast, H. R., Mangelsdorf, D. J., and Tontonoz, P.: LXRs control lipid-inducible expression of the apolipoprotein E gene in macrophages and adipocytes. Proc. Natl. Acad. Sci. USA, 98: 507-512, 2001.

34) Lehmann, J. M., Kliewer, S. A., Moore, L. B., Smith-Oliver, T. A., Oliver, B/ B., Su, J. L., Sundseth, S. S., Winegar, D. A., Blanchard, D. E., Spencer, T. A., and Willson, T. M.:, Activation of the nuclear receptor LXR by oxysterols defines a new hormone response pathway. J. Biol. Chem., 272: 3137-3140, 1997.

35) Peet, D. J., Turley, S. D., Ma, W., Janowski, B. A., Lobaccaro, J. M., Hammer, R. E., and Mangelsdorf, D. J.: Cholesterol and bile acid metabolism are impaired in mice lacking the nuclear oxysterol receptor LXR alpha. Cell, 93: 693-704, 1998.

36) Worgall, T, S., Sturley, S. L., Seo, T., Osborne, T. F., and Deckelbaum, R. J.: Polyunsaturated fatty acids decrease expression of promoters with sterol regulatory elements by decreasing levels of mature sterol regulatory element-binding protein. J. Biol. Chem., 273: 25537-25540, 1998.

37) Kim, H. J., Takahashi, M., and Ezaki, O.: Fish oil feeding decreases mature sterol regulatory element-binding protein 1 (SREBP-1) by down-regulation of SREBP-1c mRNA in mouse liver. A possible mechanism for down-regulation of lipogenic enzyme mrnas. J. Biol. Chem., 274: 25892-25898, 1999.

38) Mater, M. K., Thelen, A. P., Pan, D. A., and Jump, D. B.: Sterol response element-binding protein 1c (SREBP1c) is involved in the polyunsaturated fatty acid suppression of hepatic S14 gene transcription. J. Biol. Chem., 274: 32725-32732, 1999.

39) Xu, J., Nakamura, M. T., Cho, H. P., and Clarke, S. D.: Sterol regulatory element binding protein-1 expression is suppressed by dietary polyunsaturated fatty acids. A mechanism for the coordinate suppression of lipogenic genes by polyunsaturated fats. J. Biol. Chem., 274: 23577-23583, 1999.

40) Xu, J., Teran-Garcia, M., Park, J. H., Nakamura, M. T., and Clarke, S. D.: Polyunsaturated fatty acids suppress hepatic sterol regulatory element-binding protein-1 expression by accelerating transcript decay. J. Biol. Chem., 276: 9800-9807, 2001.

41) Shimomura, I., Bashmakov, Y., Shimano, H., Horton, J. D., Goldstein, J. L., and Brown, M. S.: Cholesterol feeding reduces nuclear forms of sterol regulatory element binding proteins in hamster liver. Proc. Natl. Acad. Sci. USA., 94: 12354-12359, 1997.

42.) Horton, J. D., and Shimomura, I.: Sterol regulatory element-binding proteins: activators of cholesterol and fatty acid biosynthesis. Curr. Opin. Lipidol., 10: 143-150, 1999.

43) Yoshikawa, T., Shimano, H., Yahagi, N., Ide, T., Amemiya-Kudo, M., Matsuzaka, T., Nakakuki, M., Tomita, S., Okazaki, H., Tamura, Y., Iizuka, Y., Ohashi, K., Takahashi, A., Sone, H., Osuga Ji, J., Gotoda, T., Ishibashi, S., and Yamada, N.: Polyunsaturated fatty acids suppress sterol regulatory element-binding protein 1c promoter activity by inhibition of liver X receptor (LXR) binding to LXR response elements. J. Biol. Chem., 277: 1705-1711, 2002.

44) Takahashi, M., Tsuboyama-Kasaoka, N., Nakatani, T., Ishii, M., Tsutsumi, S., Aburatani, H., and Ezaki, O.: Fish oil feeding alters liver gene expressions to defend against PPARalpha activation and ROS production. Am. J. Physiol. Gastrointest. Liver. Physiol., 282: G338-348, 2002.

45) Yu, J. X., Chao, L., and Chao, J.: Prostasin is a novel human serine proteinase from seminal fluid. Purification, tissue distribution, and localization in prostate gland. J. Biol. Chem., 269: 18843-18848, 1994.

46) Yu, J. X., Chao, L., and Chao, J.: Molecular cloning, tissue-specific expression, and cellular localization of human prostasin mRNA. J. Biol. Chem., 270: 13483-13489, 1995.
47) Chen, L. M., Hodge, G. B., Guarda, L. A., Welch, J. L., Greenberg, N. M., and Chai, K. X.: Down-regulation of prostasin serine protease: a potential invasion suppressor in prostate cancer. Prostate, 48: 93-103, 2001.
48) Laribi, A., Berteau, P., Gala, J., Eschwege, P., Benoit, G., Tombal, B., Schmitt, F., and Loric, S.: Blood-borne RT-PCR assay for prostasin- specific transcripts to identify circulating prostate cells in cancer patients. Eur. Urol., 39: 65-71, 2001.
49) Mok, S. C., Chao, J., Skates, S., Wong, K., Yiu, G. K., Muto, M. G., Berkowitz, R. S., and Cramer, D, W.: Prostasin, a potential serum marker for ovarian cancer: identification through microarray technology. J. Natl. Cancer. Inst., 93: 1458-1464, 2001.
50) Narikiyo, T., Kitamura, K., Adachi, M., Miyoshi, T., Iwashita, K., Shiraishi, N., Nonoguchi, H., Chen, L. M., Chai, K. X., Chao, J., and Tomita, K.: Regulation of prostasin by aldosterone in the kidney. J. Clin. Invest., 109: 401-408, 2002.
51) Adachi, M., Kitamura, K., Miyoshi, T., Narikiyo, T., Iwashita, K., Shiraishi, N., Nonoguchi, H., and Tomita, K.: Activation of epithelial sodium channels by prostasin in Xenopus oocytes. J. Am. Soc. Nephrol., 12: 1114-1121, 2001.
52) Donaldson, S. H., Hirsh, A., Li, D. C., Holloway, G., Chao, J., Boucher, R. C., and Gabriel, S. E.: Regulation of the epithelial sodium channel by serine proteases in human airways. J. Biol. Chem., 277: 8338-8345, 2002.
53) Yu, J. X., Chao, L., Ward, D. C., and Chao, J.: Structure and chromosomal localization of the human prostasin (PRSS8) gene. Genomics, 32: 334-340, 1996.

第4章 ニュートリゲノミクスが拓く健康づくり

ビタミンD受容体遺伝子多型からみた骨粗鬆症の栄養指導

武田英二*

【要旨】

ヒトビタミンD受容体（VDR）遺伝子多型と骨粗鬆症の関係が注目されている。VDR遺伝子翻訳開始部位にATG（f型）およびACG（F型）のFok1多型があり，それぞれの頻度は0.41と0.59で，F型はf型よりも骨密度が約12.0％高かった。VDRの腸管特異的発現を調節するVDR遺伝子転写開始点上流にホメオボックス遺伝子であるCaudal-related protein（Cdx-2）の結合領域に遺伝子多型（Cdx-A型，Cdx-G型）が存在し，日本人女性ではCdx-A型が18.4％，Cdx-G型が31.4％，hetero型が50.2％みられた。本遺伝子型と閉経後女性の骨密度との関係は，Cdx-G型ではCdx-A型よりも有意に骨密度が低値を示した。

VDR遺伝子Fok1多型と骨密度の国際的調査では，われわれと同様のFok1多型と骨密度との関係を示した。しかし，ヨーロッパ白人ではf型およびF型VDRで骨密度に差異はないとする報告もみられる。カルシウム摂取量と骨塩密度との関係をみると，800mg以上のカルシウムを摂取しているときは，遺伝子型による骨密度の差はみられなかった。

以上，VDR遺伝子Fok1およびCdx-2多型は将来の骨密度を推定する指標として有用と考えられた。さらに，日本人で骨密度が低くなるf型VDRを有していても，ビタミンDや800mg以上のカルシウムを摂取することにより骨粗鬆症を予防できることを示唆している。これらの遺伝情報を活用して骨粗鬆症に対する効率的な栄養指導を行うことが重要と考えられる。

1．骨粗鬆症の環境因子

骨粗鬆症は骨梁の減少により易骨折性をきたす疾患で，現在患者数は500万人を超えている。骨粗鬆症発症は成長期における最大骨密度の獲得と老齢期の骨量減少の割合によって決まると考えられている。最大骨密度の決定要因として，体格，運動，喫煙，カルシウム摂取などの環境因子に加えて遺伝因子が強く関与し，特に遺伝因子が75〜80％を占めると考えられる[1-4]。思春期にカルシウムを十分に摂取することは，最大骨密度を得るために重要である[5]。ビタミンDは腸管からのカルシウム吸収を促進し，ビタミンD欠乏では骨密度は低下する[6-9]。

活性型ビタミンD（1,25(OH)$_2$D）はビタミンD受容体（VDR）を介して作用することにより

*徳島大学大学院ヘルスバイオサイエンス研究部臨床栄養学（H16・4から名称変更）

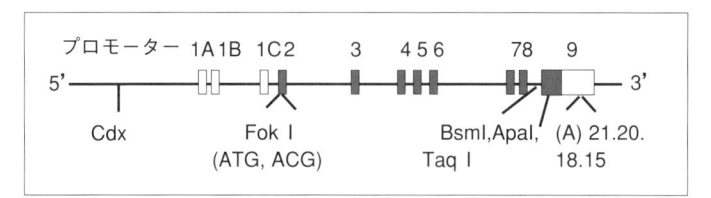

図1．ビタミンD受容体遺伝子およびその遺伝子多型

カルシウム・リン代謝を調節している。さらに，1,25(OH)$_2$D は VDR を介して細胞の増殖と分化を調節することが報告されている[10,11]。VDR はすべての組織に発現しているが，特異的な細胞の遺伝子発現を調節する。加齢に伴って腸管でのVDR 発現量が低下することが骨粗鬆症の要因として考えられている[12,13]。

2．骨粗鬆症の遺伝因子

遺伝因子は最大骨密度を決定する要因で，骨粗鬆症発症を規定すると考えられる[14,15]。また，カルシウムを十分に摂取していると閉経後の骨低下も抑制される[16-18]。骨密度により骨折の危険性を予想できるが[19,20]，双生児の骨研究などによりVDR 遺伝子は骨密度を規定する因子と考えられるようになった[21-24]。

1994年にオーストラリアのEisman らは，VDR の BsmI による遺伝子型が骨密度を決定する重要な因子となることを報告した[22]。これは世界中で追試され，肯定する結果と否定する結果が報告された[25,26]。しかし，日本人では BsmI 多型で骨塩量が少ない VDR 遺伝子型（BB 型）はほとんどみられず，BsmI 多型を用いて日本人を対象として骨粗鬆症発症を予知することは困難と考えられた。したがって，骨粗鬆症を予知する日本人の新たな遺伝マーカーを明らかにすることが必要となった。

3．骨粗鬆症とVDR遺伝子多型

1）Fok1多型

ヒト VDR 遺伝子の翻訳開始部位に，ATG（f 型）と ACG（F 型）の Fok1遺伝子多型を見出した（図1）。それぞれの遺伝子多型の頻度，多型と骨密度との関係および多型に発現する異なるVDR の機能について検討した[27,28]。日本人女性

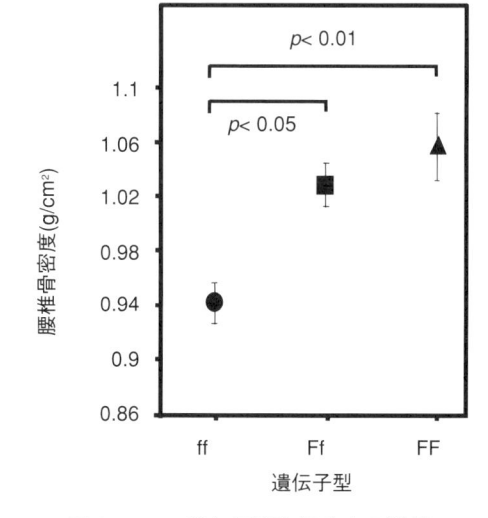

図2．VDR遺伝子型と骨密度の関係

239名を対象とした結果，32名が ff 型，75名がFF 型，132名が Ff 型であった。110名の閉経前女性を対象に腰椎骨密度（L2～L4）との関係を検討した結果，FF 型では ff 型より12％の有意に高い値を示した（図2）。F 型および f 型の cDNA を発現ベクターに組み込み，無細胞タンパク発現系および COS-7細胞にて VDR を発現させた結果，それぞれ50kDa と49.5kDa のサイズを示した。このサイズの違いは，f 型では従来の翻訳開始部位より，また F 型では 9 bp 下流に存在するATG より翻訳が開始していることが考えられた。これらのサイズの異なる VDR 遺伝子および25水酸化ビタミン D-24-水酸化酵素プロモーター・ルシフェラーゼ遺伝子を HeLa 細胞にトランスフェクションし，ビタミンD依存性転写活性を検討した。さらにF 型では f 型に比してVDR の転写活性が高いことも報告された[29]。その結果，F 型の VDR が f 型よりも約1.7倍強い転写活性を示した。以上よりVDR 遺伝子の翻訳開始部位の多型が，日本人の骨密度を規定する因子である

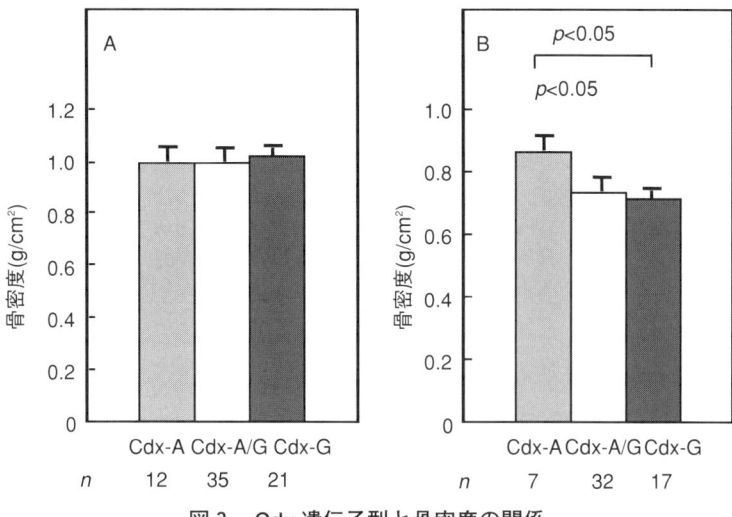

図3．Cdx遺伝子型と骨密度の関係
Aは閉経前，Bは閉経後．

ことが考えられた．このようなFok1遺伝子多型は小児の腸管カルシウム吸収を反映していることも示された[30]．

2）Cdx-2多型

VDR遺伝子の腸管特異的発現機構の解析を目的としてヒトVDR遺伝子の転写調節機能の解析を行った．小腸上皮系幹細胞として性質を持つヒト大腸癌由来細胞株，Caco-2細胞を用いてVDR遺伝子プロモーター領域上で腸管特異的発現に重要な領域の検索をルシフェラーゼ法により試みた．その結果，転写開始点上流−4.0kbから−3.3kbの領域がCaco-2細胞に特異的に反応することを見いだした．また，この領域にはホメオボックス遺伝子であるCaudal-related protein（Cdx-2）の結合配列と相同性の高い配列（hVD-SIF1）が存在し，Cdx-2が特異的に結合することを確認した[31,32]．

hVD-SIF1（5'-ATAAAACTTAT-3'）に遺伝子多型を見い出し（Cdx-A：5'-ATAAAACTTAT-3，Cdx-G：5'-GTAAAACTTAT-3），それぞれの遺伝子多型の頻度，多型によるVDR機能への影響および骨密度との関係について検討した．健常な日本人女性261人を対象とし，ダイレクトシークエンス法により頻度を解析した結果，Cdx-A型が18.4%，Cdx-G型が31.4%，hetero型が50.2%であった．それぞれの遺伝子型と骨密度との関係を閉経前および閉経後の女性で検討した結果，閉経後の女性でCdx-G型を有する群は，Cdx-A型よりも有意に骨密度が低値を示した（図3）[33]．hVD-SIF1配列と腸管特異的転写因子であるcaudal-related homeodomain transcription factor（Cdx-2）との結合能を検討した結果，Cdx-G型はCdx-A型に比して，有意に結合能が低値を示した．また，多型とVDRの転写活性との関係を明らかにするため，COS-7細胞にhVD-SIF1を含むリポーターベクターおよびCdx-2発現ベクターをトランスフェクションして転写活性能を検討したところ，Cdx-G型はCdx-A型に比して転写活性が約20%低下していた．

以上より，Cdx-2多型は，カルシウム代謝に深く関与しているVDRの腸管における発現および骨密度に差異を生じる因子のひとつであると考えられた[33]．また，エストロゲンはVDR発現を調整していることが明らかにされた[34,35]．したがって，Cdx多型はエストロゲン欠乏状態でのVDRレベルを規定していると考えられる．

4．VDR遺伝子多型と骨粗鬆症発症との国際的比較研究

1）Fok1多型

多くの研究結果からf遺伝子型では骨密度は低く骨粗鬆症の発症因子と考えられた[30,36]．小児で検討したところ，f多型は腸管カルシウム吸収に

表1. Fok1多型と腰椎骨密度（BMD）の検討におけるカルシウム摂取量とBMI

人　種	n	年　齢	BMD	カルシウム摂取量(mg/day)			BMI		
				ff	Ff	FF	ff	Ff	FF
日本人(岡山県)	126	20～47(Pre)	f＜F	481±153	486±186	537±207	20.1	20.9	20.7
イタリア人	400	45～72(Post)	f＜F	566±194	593±134	558±151	24.8	24.2	23.8
米国人(白人)	82	20～40(Pre)	f＝F	844±317	783±318	904±248	24.8	22.5	22.2
米国人(黒人)	72	20～40(Pre)	f＝F	491±299	547±219	573±371	27.4	25.6	26.4
フランス人	174	31～56(Pre)	f＝F	848±249	753±227	848±373	23.3	22.6	22.1
ヨーロッパ人	177	19～56(Pre)	f＝F	794±304	832±360	842±340			
台湾人	163	45～74(Post)	f＜F	560±153	518±130	542±165	22.9	23.9	23.3

関与していた[30]。しかし，ヨーロッパからの研究成果ではf多型と骨密度は相関がみられないものも認められた[37-42]。そこでFok1多型と腰椎骨密度を検討し，対象のカルシウム摂取量が示されている研究結果を比較した（表1）。カルシウム摂取量が1日600mg以下の3研究ではFok多型と骨密度の相関が認められた[28,36,43]。しかし興味深いことに，カルシウム摂取量が800mg以上の研究では遺伝子型による骨密度の変化はみられなかった[37,38,44]。すなわち，遺伝因子の影響は十分のカルシウム摂取により代償されると考えられた。さらにFok1多型の影響は環境因子や民族によっても異なることも考えられた[38,44]。

カルシウム投与によりBsm1多型の影響も少なくなることが示されている[16-18,45]。カルシウム摂取量が800mg以下では，ff遺伝子型で骨密度は低いことから[46]，VDR遺伝子型はカルシウム摂取量が少ないときに骨密度に影響すると考えられる。思春期に十分のカルシウムを摂取することは最大骨量を増やすので重要である[5]。ミルクを摂取する習慣のあるヒトでは最大骨密度を増やすことから，ff遺伝子型のヒトではミルクの飲用が特に大切である。

2）Cdx-2多型

近年，2,848名のオランダ人を対象とした研究においてもCdx-Aは骨折が少ないことが明らかにされた[47]。カルシウム摂取量により骨密度は増加したが，Cdx-2遺伝子型との相関は認められていない。しかし，カルシウム摂取量が1日600mg以下の場合は，Cdx-A型が高い骨密度を有する傾向を示した。

5．VDR遺伝型情報を活用した栄養指導

運動や禁煙，さらにカルシウムやビタミンDなどを積極的に摂取することにより骨粗鬆症の危険性を低下させると考えられる。ビタミンDは骨密度を増加し骨折を抑制することが明らかにされている[48,49]。フランスでは飲料水中のカルシウム含量が多く，カルシウムを十分摂取できているため，f型VDRを有するときでも十分の骨密度が得られたと考えられた。このことは，日本人で骨密度が低くなるf型VDR遺伝子型を有していても，ビタミンDやカルシウムを積極的に摂取することにより骨粗鬆症を予防できることを示唆している。Bsm1遺伝子型で低骨密度を示すBB型およびBb型を有する閉経後婦人では1日400IUの1,25(OH)$_2$D$_3$を投与されたときは骨密度が増加した[50]。若年者では自分が将来骨粗鬆症を発症して苦しむことはほとんど考えない。しかし，このような遺伝子型を指標として，情報を示すことで生活習慣を改善することが期待される。種々の遺伝的背景に基づく骨密度の予知は，骨粗鬆症予防のための栄養摂取法を確立するうえで，今後ますます重要になると思われる。

文　献

1） Fujiwara, S., Kasagi, F., Yamada, M and Kodama, K. : Risk factors for hip fracture in a Japanese cohort. J. Bone Miner. Res., 12 : 998-1004, 1997.

2) Rubin, C. T. and Lanyon, L. E. : Regulation of bone formation by applied dynamic loads. J. Bone Joint Surg., 66 : 397-402, 1984.

3) Rubin, C. T. and Lanyon, L. E. : Regulation of bone mass by mechanical strain magnitude. Calcif. Tissue Int., 37 : 411-417, 1985.

4) Law, M. I. and Hackshaw, A. F. : A meta-analysis of cigarette smoking, bone mineral density and risk of hip fracture : recognition of a major effect. BMJ, 315 : 841, 1997.

5) Johnston, C. C. Jr., Miller, J. Z., Slemenda, C. W., Reister, T. K., Hui, S. and Christian, J. C. : Calcium supplementation and increases in bone mineral density in children. N. Engl. J. Med., 327 : 82-87, 1992.

6) Ooms, M. E., Roos, J. C., Bezemer, P. D., van der Vijgh, W. J., Bouter, L. M. and Lips, P. : Prevention of bone loss by vitamin D supplementation in elderly women : a randomized double-blind trial. J. Clin. Endocrinol. Metab., 80 : 1052-1058, 1995.

7) Scharla, S. H., Scheidt-Nave, C., Leidig, G., WOitge, H., Wuster, C., Seibel, M. J. and Ziegler, R. : Lower serum 25-hydroxyvitamin D associated with increased bone resorption markers and lower bone density at the proximal femur in normal females : A population-based study. Exp. Clin. Endocrinol. Diabetes, 104 : 289-292, 1996.

8) Diamond, T., Smerdely, P., Kormas, N., Sekel, R., Vu, T. and Day, P. : Hip fracture in elderly men : the importance of subclinical vitamin D deficiency and Hypogonadism. Med. J. Aust., 169 : 138-141, 1998.

9) LeBoff, M. S., Kohlmeier, L., Hurwitz, S., Franklin, J., Wright, J. and Glowacki, J. : Occult vitamin D deficiency in postmenopausal US women with acute hip fracture. JAMA, 281, 1505-1511, 1999.

10) Huang, Y. C., Lee, S., Stolz, R., Gabrielides, C., Pansini-Porta, A., Bruns, M. E., Bruns, D. E., Miffin, T. E., Pike, J. W., and Christakos, S. : Effect of hormones and development on the expression of the rat 1,25-dihydroxyvitamin D_3 receptor gene. J. Biol. Chem., 264, 1745-17461, 1989.

11) Abe, E., Miyaura, C., Sakagami, H., Takeda, M., Konno, K., Yam-maki, T., Yoshiki, S. and Suda, T. : Differentiation of mouse myeloid leukemia cells induced by 1,25-dihydroxyvitamin D_3. Proc. Natl. Acad. Sci. USA, 78 : 4990-4994, 1981.

12) Horst, R. L., Goff, J. P. and Reinhardt TA : Advancing age results in the reduction of intestinal and bone 1,25-dihydroxyvitamin D receptor. Endocrinology, 126 : 1053-1057, 1990.

13) Liang, C. T., Barnes, J., Imanaka, S. and DeLuca, H. F. : Alterations in mRNA expression of duodenal 1,25-dihydroxyvitamin D_3 receptor and vitamin D-dependent calcium binding protein in aged Wistar rats. Exp. Genentol., 29, 179-186, 1994.

14) Hui, S. L., Slemenda, C. W. and Johnston, C. C. Jr. : The contribution of bone loss to postmenopausal osteoporosis. Osteoporos. Int., 1 : 30-34, 1990.

15) Kelly, P. J., Morrison, N. A., Sambrook, P. N., Nguyen, T. V. and Eisman, J. A. : Genetic influences on bone turnover, bone density and fracture. Eur. J. Endocrinol., 133 : 265-271, 1995.

16) Krall, E. A., Parry, P., Lichter, J. B. and Dawson Hughes, B. : Vitamin D receptor alleles and rates of bone loss influences of years since menopause and calcium intake. J. Bone Miner. Res., 10, 978-984, 1995.

17) Ferrari, S. L., Rizzoli, R., Chevalley, T., Slosman, D., Eisman, J. A. and Bonjour, J. P. : Vitamin D receptor gene polymorphism and change in lumbar-spine bone mineral density. Lancet, 345 : 423-424, 1993.

18) Kiel, D. P., Myers, R. H., Cupples, L. A., Kong, X. F., Zhu, X. H., Ordo-vas, J., Schaefer, E. J., Felson, D. T,. Rush, D., Wilson, P. W, Eisman, J. A, and Holick, M. F. : The BsmI Vitamin D receptor restriction fragment length polymorphism (bb) influences the effect of calcium intake on bone mineral density. J. Bone Miner. Res., 12 : 1049-1057, 1997.

19) Kelly, P. J., Nguyen, T., Hopper, J., Pocock, N., Sambrook, P., and Eisman, J. : Changes in axial bone density with age : A twin study. J. Bone Miner. Res., 8 : 11-17, 1993.

20) Sowers, M. R., Boehnke, M., Jannausch, M. L., Crutchfield, M., Corton, G. and Burns, T. L. : Familiarity and partitioning the variability of femoral bone mineral density in women of child-bearing age. Calcif. Tissue Int., 50, 110-114, 1992.

21) Slemendda, C. W., Christian, J. C., Williams, C. J., Norton, J. A. and Johnston, C. C. Jr. : Genetic determinants of bone mass in adult women : a reevaluation of the twin model, and the potential importance of gene interaction on heritability estimates. J. Bone Miner. Res., 6 : 561-567, 1991.

22) Morrison, N. A., Yeoman, R., Kelly, P. J. and Eisman, J. A. : Contribution of trans-acting factor alleles to normal physiological variability : Vitamin D receptor gene polymorphism and circulating osteocalcin. Proc. Natl. Acad. Sci. USA, 89 : 6665-6669, 1992.

23) Morrison, N. A., Qi, J. C., Tokita, A., Kelly, P. J., Crofts, L., Nguyen, T. V., Sambrook, P. N. and Eisman, J. A. : Prediction of bone density from vitamin D receptor alleles. Nature, 367 : 284-287, 1994.

24) Tokita, A., Matsumoto, H., Morrison, N. A., Tawa, T., Miura, Y., Fukamachi, K., Mitsuhashi, N., Irimoto, M., Yamamori, S.,

Miura, M., Watanabe, T., Kuwabara, Y., Yabuta, K. and Eisman, J. A. : Vitamin D receptor alleles, bone mineral density and turnover in premenopausal Japanese women. J. Bone Miner. Res., 11 : 1003-1009, 1996.

25) Eisman, J. A. : Vitamin D receptor gene alleles and osteoporosis : an affirmative view. J. Bone Miner. Res., 10 : 1289-1293, 1995.

26) Peacock, M : Vitamin D receptor gene alleles and osteoporosis : a Contrasting view. J. Bone Miner. Res., 10 : 1294-1297, 1995.

27) Arai, H., Miyamoto, K., Taketani, Y., Yamamoto, H., Iemori, Y, Morita, K., Tonai, T., Nishisho, T., Mori, S. and Takeda, E. : Vitamin D receptor gene polymorphism in the translation initiation codon effect on protein activity and relation to bone mineral density in Japanese Women. J. Bone Miner. Res., 12 : 915-921, 1997.

28) Kubota, M., Yoshida, S., Ikeda, M., Okada, Y., Arai, H., Miyamoto, K. and Takeda, E. : Association between two types of vitamin D receptor gene polymorphism and bone status in premenopausal Japanese women. Calcif. Tissue Int., 68 : 16-22, 2001.

29) Jurutka, P. W., Remus, L. S., Whitfield, K., Thompson, P. D., Hsieh, J. C., Zitzer, H., Tavakkoli, P., Galligan, M. A., Dang, H. T. L., Haussler, C. A. and Haussler, M. R. : The polymorphic N terminus in human vitamin D receptor isoforms influences transcriptional activity by modulating interaction with transcription factor IIB. Mol. Endocrinol., 14 : 401-420, 2000.

30) Ames, S. K., Ellis, K. J., Gunn, S. K., Copeland, K. C. and Abrams, S. A. : Vitamin D receptor gene Fok I polymorphism predicts calcium absorption and bone mineral density in children. J. Bone Miner. Res., 14 : 740-746, 1999.

31) Miyamoto, K., Kesterson, R. A., Yamamoto, H., Taketani, Y., Nishiwaki, E., Tatsumi, S., Inoue, Y., Morita, K., Takeda, E. and Pike, J. W. : Structural organization of the human vitamin D receptor chromosomal gene and its promoter. Mol. Endcrinol., 11 : 1165-1179, 1997.

32) Yamamoto, H., Miyamoto, K., Bailing, Li., Taketani, Y., Kitano, M., Inoue, Y., Morita, K., Pike, J. W. and Takeda, E. : The caudal-rerated homeodomain protein Cdx-2 regulates vitamin D receptor gene expression in the small intestine. J. Bone Miner. Res., 14 : 240-247, 1999.

33) Arai, H., Miyamoto, K., Yoshida, M., Yamamoto, H., Taketani, Y., Morita, K., Kubota, M., Yoshida, S., Ikeda, M., Watabe. F., Kanemasa, Y. and Takeda, E. : The polymorphism in the caudal-related homeodomain protein Cdx-2 binding element in the human vitamin D receptor gene. J. Bone Miner. Res., 16 : 1256-1264, 2001.

34) Civitelli, R., Agnusdei, D., Nardi, P., Zacchei, F., Avioli, L. V. and Gennari, C. : Effects of one-year treatment with estrogens on bone mass, intestinal calcium absorption, and 25 hydroxyvitamin D-1 alpha-hydroxylase reserve in postmenopausal women. Calcif. Tissue Int., 42 : 77-86, 1988.

35) Liel, Y., Shany, S., Smirnoff, P. and Schwartz, B. : Estrogen increases 1,25-dihydroxyvitamin D receptors expression and bioresponse in the rat duodenal mucosa. Endocrinology, 140 : 280-285, 1999.

36) Gennari, L., Becherini, L., Mansani, R., Masi, L., Falchetti, A., Morelli, A., Colli, E., Gonnelli, S., Cepollaro, C. and Brandi, M. L. : Fok1 polymorphism at translation Initiation site of the vitamin D receptor gene predicts bone mineral density and vertebral fractures in postmenopausal Italian women. J. Bone Miner. Res., 14 : 1379-1386, 1999.

37) Ferrari, S., Rizzoli, R., Manen, D., Slosman, D. and Bonjour, J. P. : Vitamin D receptor gene start codon polymorphisms (FokI) and bone mineral density : Interaction with age, dietary calcium, and 3'-end region polymorphisms. J. Bone Miner. Res., 13 : 925-930, 1998.

38) Eccleshall, T. R., Ganero, P., Gross, C., Pierr, D., Delmas, P. D. and Feldman, D. : Lack of correlation between start codon polymorphism of the vitamin D receptor gene and bone mineral density in premenopausal French women : the OFELY study. J. Bone Miner. Res., 13 : 31-35, 1999.

39) Langdahl, B. L., Gravholt, C. H., Brixen, K. and Eriksen, E. F. : Polymorphism in the vitamin D receptor gene and bone mass, bone turnover and osteoporotic fractures. Eur. J. Clin. Invest., 30 : 608-617, 2000.

40) Efstathiadou, Z., Kranas, V., Ioannidis, J. P. A., Georgiou, I. and Tsatsoulis, A. : The Sp1 COLIA1 gene polymorphism, and not vitamin D receptor or estrogen receptor gene polymorphism, determines bone mineral density in postmenopausal Greek women. Osteoporos. Int., 12 : 326-331, 2001.

41) Wynne, F., Drummond, F., O'Sullivan, K., Daly, M., Shanahan, F., Molloy, M. G. and Quane, K. A. : Investigation of the genetic influence of the OPG, VDR (Fok 1), and COLIA1 Sp1 polymorphism on BMD in the Irish population. Calcif. Tissue Int., 71 : 26-35, 2002.

42) Braga, V., Sangalli, A., Malerba, G., Mottes, M., Mirandola, S., Gatti, D., Rossini, M., Zamboni, M. and Adami, S. : Relationship among VDR (Bsm 1 and Fok 1), COLIA1, and CTR polymorphism with bone mass, bone turnover markers, and sex hormones

in men. Calcif. Tissue Int., 70 : 457-462, 2002.

43) Chen, H. Y., Chen, W. C., Hsu, C. D., Tsai, F. J. and Tsai, C. H. : Relation of vitamin D receptor Fok 1 start codon polymorphism to bone mineral density and occurrence of osteoporosis of osteoporosis in postmenopausal women in Taiwan. Acta Obstet. Gynecol. Scand., 81 : 93-98, 2002.

44) Harris, S. S., Eccleshall, T. R., Gross, C., Dawson Hughes, B. and Feldman, D. : The vitamin D receptor start codon polymorphism (Fok I) and bone mineral density in premenopausal American Black and White women. J. Bone Miner. Res., 12 : 1043-1048, 1997.

45) Dawson Hughes, B., Harris, S. S. and Finneran, S. : Calcium absorption on high and low calcium intakes in relation to vitamin D receptor genotype. J. Clin. Endocrinol. Metab., 80 : 3657-3661, 1995.

46) Gross, C., Eccieshali, T. R., Malloy, P. J., Villa, M. L., Marcus, R. and Feldman, D. : The presence of a polymorphism at the translation initiation site of the vitamin D receptor gene is associated with low bone mineral density in postmenopausal Mexican-American women. J. Bone Miner. Res., 11 : 1850-1855, 1996.

47) Fang, Y., Van Meurs, J. B., Bergink, A. P., Hofman, A., Van Duijn, C. M., Van Leeuwen, J. P., Pols, H. A. and Uitterlinden, A. G. : Cdx-2 polymorphism in the promotor region of the human vitamin D receptor gene determines susceptibility to fracture in the elderly. J. Bone Miner. Res., 18 : 1632-1641, 2003.

48) Dawson Hughes, B. : Effect of calcium and vitamin D supplementation on bone density in men and women 65 years of age or older. N. Engl. J. Med., 337 : 670-676, 1997.

49) Kimura, T., Okano, T., Tsugawa, N., Okamura, Y. and Kobayashi, T. : Effects of dietary suppiementation of calcium and vitamin D on bone growth in growing male rats. J. Bone Miner. Res., 12 : S7-S11, 1994.

50) Graafmens, W. C., Lips, P., Ooms, M. E., van Leeuwen, J. P. T. M., Pols, H. A. P. and Uitterliden, A. G. : The effect of vitamin D supplementation on the bone mineral density of the femoral neck is associated with vitamin D receptor genotype. J. Bone Miner. Res., 12 : 1241-1245, 1997.

索　引

<欧文>

ACES ……………………… 20
A.C.T.I.V.E. ………………… 20
AGT ……………………… 49
All Children Evercise Simultaneous ……………… 20
America on the Move™ ……… 31
β3AR Trp64 Arg多型 ……… 49
BMI ……………………… 45
Caco-2 …………………… 88
Caudal-related protein …… 111
Cdx-2 …………………… 111
Cdx-2多型 ……………… 111
CHERISH ………………… 21
Colorado on the Move™ …… 32
common disease …………… 84
Diabetes Prevention Program … 56
DNAマイクロアレイ …… 87, 95
DPP ……………………… 56
FA ………………………… 94
FAS ……………………… 97
fatty acid synthase ………… 97
Fok1多型 ………………… 110
fun FITT ………………… 20
G1期 ……………………… 90
GeneChip ………………… 95
Great Singapore Workout …… 20
GSW ……………………… 20
H.E.A.L.T.H. ……………… 21
hepatocyte nuclear factor 4 … 94
HepG2細胞 ……………… 94
HNF4 …………………… 94
LBM ……………………… 52
LDL ……………………… 66
LDLコレステロール ……… 55
liver X receptor …………… 94
LPL ……………………… 63
LPL機能異常症 …………… 65
LPL欠損 ………………… 65
LXR ……………………… 94
midband ………………… 66
NK細胞 ………………… 40
-omics …………………… 87
PEM ……………………… 45
peroxisome proliferation-activated receptor ………… 94
pleiotropic effect …………… 67
PPAR …………………… 94
PUFA …………………… 94
ROS ……………………… 101
SCD1 …………………… 97
Singapore Helping Employees Active Lifetime Health …… 21
small dense LDL …………… 66
SNP ……………………… 52
SNPs …………………… 45, 85
SNPの人種差 …………… 48
SREBP …………………… 94
stearoyl-CoA desaturase …… 97
sterol regulatory-element-binding protein …………… 94
T helper cells ……………… 83
TAF ……………………… 21
Th ………………………… 83
Trim & Fit ……………… 21
UCP2 …………………… 48
UCP3 …………………… 48
VDR ……………………… 109
VLDL …………………… 66

<あ>

アフリカ系米国人 ………… 10
アポC-Ⅱ欠損 ……………… 65
アポリポタンパクE ……… 48
アミラーゼ ……………… 63
ありふれた病気 …………… 84
アリル頻度差 ……………… 50
アレルギー疾患 ………… 81, 86
アンギオテンシノーゲン …… 49

<い>

一塩基多型 ……………… 45, 48
一次予防 ………………… 3, 45
一卵性双生児 ……………… 48
遺伝因子 …………… 81, 83, 110
遺伝子 …………………… 84
遺伝子医学 ……………… 56
遺伝子解析 ……………… 64
遺伝子多型 ………… 83, 84, 110
遺伝マーカー …………… 110
イヌイット ……………… 10
医療経済的効果 …………… 15
インスリン感受性 ………… 41
インスリン抵抗性 ………… 61
飲料水 …………………… 112

<う>

ウビ農耕 ………………… 48
運動・身体活動 …………… 23
運動習慣 ………………… 29
運動不足病 ……………… 38
運動療法 ……………… 42, 61

<え>

栄養アセスメント … 45, 47, 51, 52
栄養エピゲノミクス ……… 71
栄養介入 ………………… 50
栄養クリニック ………… 50, 51
栄養指導 ………………… 109
栄養摂取法 ……………… 112
栄養と過重 ……………… 11
栄養トランスクリプトミクス
……………………… 71, 75
エネルギー所要量 ………… 49
エネルギー代謝調節遺伝子 … 49
エピジェネティック現象 …… 74
エラスチン ……………… 41

<お>

お達者健診 ……………… 27

<か>

介護 ……………………… 10
介護度 …………………… 47
介護予防 ……………… 27, 47
核家族化 ………………… 5
活性酸素種 ……………… 101
下半身肥満 ……………… 59
カルシウム吸収 ………… 111
カルシウム摂取量 ……… 112
カルパイン10 …………… 48
環境因子 ……………… 11, 81
感受性遺伝子 …………… 56
完全休養 ………………… 38
感染症 …………………… 11
感染症の減少 …………… 81
冠動脈性心疾患 …………… 39

<き>

飢餓耐性SNPs ………… 53, 55

飢餓耐性遺伝子……………50
飢饉………………………49
危険因子…………………23
基礎代謝…………………58
喫煙………………………19
機能ゲノミクス……………92
基本健康診査……………47
教育………………………11
近代化……………………49
筋肉タンパク質……………54
筋力トレーニング…………15

＜く＞

グルコース輸送担体………41

＜け＞

経済大国……………………5
経済復興……………………5
血清脂質……………………49
ケルセチン…………………89
健康格差……………………11
健康格差の除去……………10
健康学習……………………24
健康実現……………………5,7
健康指標……………………9
健康寿命……………………46
健康諸施策…………………13
健康生活習慣………………20
健康政策……………………5
健康増進……………………10
健康づくり…………………6
健康的なライフスタイル……9
健康な寿命の延長……………3
健康日本21……………3,6,8

＜こ＞

降圧効果……………………39
高カイロミクロン血症………63
交感神経活動………………39
抗癌特性……………………90
高血圧………………23,46
抗酸化遺伝子………………101
高脂血………………………46
高脂血症……………23,63
公衆衛生……………………7
公衆衛生上の課題…………12
高所得世帯…………………10
酵素-基質複合体の形成……64
酵素反応……………………64
行動科学……………………24

行動ステージ………………24
抗動脈硬化…………………39
国民健康生活習慣プログラム…20
個人差………………………67
骨折………………………112
骨粗鬆症……………………109
個別相談……………………24
コレステロール代謝…………99
根菜農耕文化………………48

＜さ＞

最終臥床期間………………47
細小血管障害………………61
最大骨密度…………………109
最大酸素摂取量……………38
細胞周期……………………90
参加継続率…………………25

＜し＞

持久的運動トレーニング……40
脂質異化酵素系遺伝子……101
脂質代謝……………………63
システム生物学……………87
死の四重奏…………………60
脂肪過多……………………40
脂肪酸………………………94
脂肪酸代謝系………………99
社会的変革…………………5
社会変容……………………33
社会マーケティング手法……8
集団アプローチ……………3
収入…………………………11
収入格差……………………11
主成分分析…………………92
出生率低下…………………4
主要健康指標………………12
上半身肥満…………………59
消費エネルギー……………30
消費エネルギー量…………24
傷病期間短縮仮説…………47
職域健康管理………………23
食事記録……………………56
食事日誌……………………52
食事療法……………………61
食生活………………………23
食と身体活動………………35
職場健康増進プログラム……21
食品群別摂取頻度…………24
食物繊維……………52,61
除脂肪体重…………………52

シンガポール………………19
心筋梗塞……………………65
神経の可塑性………………42

＜す＞

スクリーニング……………28
ストレス……………………19
スポーツ医科学的方法……13

＜せ＞

生活習慣……………6,19,29
生活習慣病
　…………19,38,45,46,48,56,58
摂取エネルギー……………30
節約遺伝子…………………58
全米健康栄養調査…………30
前立腺癌……………………40

＜そ＞

早期発見・早期対応………27
総コレステロール…………51

＜た＞

タイ…………………………50
体格指数……………………45
大血管障害…………………61
体脂肪計……………………59
体脂肪率……………………59
体重増加……………………29
大腸癌………………40,89
多因子疾患…………………86
多価不飽和脂肪酸…………94
脱共役タンパク質2…………48
脱共役タンパク質3…………48
多変量解析…………………88
単身世帯……………………5
タンパク質エネルギー栄養障害
　…………………………45

＜ち＞

地域社会……………………11
チェリッシュ………………21
地中海農耕文化……………48
中高年勤労者………………26
中国…………………………50
中鎖中性脂肪………………64
腸管特異の発現……………111
長期肥満予防………………54
超高齢社会…………4,8,13

<つ>
追跡調査……………………………52

<て>
低所得世帯……………………………10
ディファレンシャル・ディスプレー……………………………88
定量RT-PCR法………………………99
転写因子………………………………50
転写活性……………………………110
転倒……………………………………28

<と>
糖取込み能力…………………………41
糖尿病…………………………………23
糖尿病予防計画………………………55
糖尿病予防計画研究…………………56
動脈硬化………………………………61

<な>
内臓脂肪………………………………55
内臓脂肪型肥満………………………59
内臓脂肪面積…………………………59
内臓肥満………………………………54

<に>
2型糖尿病……………49, 50, 58, 60
2型糖尿病予防………………………55
二次予防………………………………3
乳児死亡率……………………………10
ニュートリゲノミクス………71, 90
ニュートリジェネティクス
…………………………………71, 72

<ね>
年齢特異的死亡率……………………10

<の>
脳血管性痴呆…………………………39
脳性神経栄養伝達因子………………42
脳卒中…………………………………41

<は>
パートナーシップ……………………12

バイオインフォマティクス……92
バイオマーカー……………88, 92
廃用症候群……………………47
白人女性………………………10
パラオ…………………………50
ハリス世論調査………………32

<ひ>
非インスリン依存型糖尿病……40
ビタミンD……………………109
ビタミンD受容体……………109
ヒトゲノム……………………45
ピマインディアン……………11
肥満………19, 21, 23, 46, 48, 54, 58
肥満対策………………………29
肥満の判定……………………59
肥満抑制………………………22

<ふ>
ファンフィット………………20
服薬者…………………………54
不健康な食事…………………19
プロテオーム………………87, 89
プロテオミクス………71, 76, 88
プロバイオティクス…………86

<へ>
平均寿命……………………4, 8
平均余命………………………9
閉経……………………………111
米国の健康……………………9
β3アドレナリン受容体………48
β酸化…………………………40
ペルオキシソーム増殖因子
　受容体………………………48
ヘルシーピープル……………9
ヘルシーピープル2010………9
ヘルパーT細胞………………83

<ほ>
包括的健診……………………27
飽和脂肪酸：一価不飽和脂肪
　酸：多価不飽和脂肪酸比……52
北米インディアン……………10
保健支援プログラム…………23

歩行数……………………………31

<ま>
マクロファージ…………………66
マスコミ…………………………33
慢性疾患…………………………6

<み>
惨めさの延長仮説………………47

<む>
無作為割付け介入試験…………28

<め>
メタボローム……………………87
メタボロミクス……………71, 77
メディア…………………………34
免疫応答遺伝子………………101
免疫能……………………………40
免疫バランス……………………83

<も>
モンゴル…………………………50

<よ>
洋ナシ型肥満……………………59
予防法……………………………8
4群点数法……………………51, 52

<ら>
ライフスタイル…………………35

<り>
リポタンパク質代謝……………99
リポタンパクリパーゼ…………63
リンゴ型肥満……………………59

<れ>
レプチン受容体…………………48
連鎖不均衡………………………85

<ろ>
老年症候群………………………27

☆監修者
　木村　修一　　ILSI Japan 理事長，昭和女子大学大学院
　桑田　有　　　明治乳業㈱常務取締役研究本部長

☆執筆者〔50音順〕
　会田さゆり　　女子栄養大学医化学教室
　アイリーン・ケネディ　　コロンビア大学公衆衛生学部メイルマン校助教授
　荒尾　孝　　　㈶明治生命厚生事業団体力医学研究所
　池田　義雄　　タニタ体重科学研究所所長
　石津　雅雄　　茨城県鹿島郡大洋村村長
　香川　靖雄　　女子栄養大学医化学教室
　齋藤　康　　　千葉大学大学院細胞治療学
　三枝あずさ　　女子栄養大学医化学教室
　白川　太郎　　京都大学大学院
　ジョン・ミルナー　　米国国立がん研究所
　鈴木　隆雄　　東京都老人研究所
　武田　英二　　徳島大学大学院ヘルスバイオサイエンス研究部臨床栄養学
　チャン・ヤム　ヨック　イン　　シンガポール健康増進会議
　長谷川俊彦　　国立保健医療科学院政策科学部
　ベン・ファン・オメン　　TNO Nutrition and Food Research
　松本　明世　　城西大学薬学部医療栄養学科
　マルヤン・ファン・エルク　　TNO Nutrition and Food Research
　森谷　敏夫　　京都大学大学院人間・環境学研究科
　柳沢　佳子　　女子栄養大学医化学教室
　百合本真弓　　女子栄養大学医化学教室
　ローラ・M・シモンズ　　The Partnership to Promote Healthy Eating & Active Living, Inc. (PPHEAL) 常任理事
　ロブ・スティエルム　　TNO Nutrition and Food Research
　渡辺　映理　　京都大学大学院

☆翻訳者〔50音順〕
　浅見　幸夫　　明治乳業㈱研究本部食機能科学研究所
　鐘ヶ江亮太　　キッコーマン㈱
　駒井　強　　　長谷川香料㈱
　佐藤　真葵　　森永乳業㈱栄養科学研究所
　篠田　一三　　森永乳業㈱栄養科学研究所
　塚原　正俊　　明治乳業㈱
　米久保明得　　明治乳業㈱

＊所属はシンポジウム開催時のものです。

第4回「栄養とエイジング国際会議」〈組織委員会〉

委員長	木村　修一	ILSI Japan 理事長，昭和女子大学大学院教授
副委員長	桑田　有	明治乳業㈱常務取締役研究本部長
委　員	荒井　綜一	東京農業大学教授
	スザンヌ・ハリス	ILSI ヒューマンニュートリション研究所長
	アイリーン・ケネディ	コロンビア大学教授補，前 ILSI グローバル事務局長
	細谷　憲政	東京大学名誉教授
	小林　修平	和洋女子大学教授
	黒田　善雄	東京大学名誉教授
	武藤　泰敏	椙山女学園大学学長
	野口　忠	中部大学教授
	篠原　和毅	独立行政法人食品総合研究所理事
	末木　一夫	健康日本21推進フォーラム事務局長
	鈴木　隆雄	東京都漏示総合研究所副所長
	戸上　貴司	国際生命科学協会健康推進協力センター代表
	ブーン・イー	ILSI SEA 事務局長

『ヘルスプロモーションの科学』編集委員〔50音順〕

江尻　昌弘	カルピス㈱		海老沼春世	ロシュ・ビタミン・ジャパン㈱
葛城　雅史	サニーヘルス㈱		鐘ヶ江亮太	キッコーマン㈱
木綿　良介	不二製油㈱		蔵重　淳	日研フード㈱
桑田　有	明治乳業㈱		小林　啓悟	池田糖化工業㈱
駒井　強	長谷川香料㈱		佐々木　一	明治乳業㈱
篠田　一三	森永乳業㈱		柴田　健次	日清ファルマ㈱
清水　宗茂	日本ハム㈱		高橋観二郎	㈱ニチレイ
高橋　毅	明治乳業㈱		竹内　政保	日本食品化工㈱
竹下　尚男	花王㈱		徳永　隆久	明治製菓㈱
西端　豊英	松谷化学工業㈱		庭野　吉己	サニーヘルス㈱
橋本ゆき子	デュポン㈱		浜野　弘昭	ダニスコジャパン㈱
原田　等	サントリー㈱		平川　正志	池田糖化工業㈱
藤井　康弘	大塚製薬㈱		町田千恵子	ネスレジャパンマニュファクチャリング㈱
松本　晃暎	ミヨシ油脂㈱		三原　智	小川香料㈱
森　将人	味の素㈱		米久保明得	明治乳業㈱
ローラン　フィネ	コロラドナチュレルジャパン㈱		渡辺　美果	ネスレジャパンマニュファクチャリング㈱

（編集協力）高橋京子，茶野　亜紀，日野　哲雄，福冨文武　　ILSI Japan

第4回「栄養とエイジング」国際会議
ヘルスプロモーションの科学　定価4,200円（本体4,000円）

2005年（平成17年）4月20日　初版発行

監　修	木　村　修　一
	桑　田　　　有
編　集	日本国際生命科学協会
発行者	筑　紫　恒　男
発行所	株式会社 建帛社 KENPAKUSHA

112-0011　東京都文京区千石4丁目2番15号
電　話　（03）3944-2611
FAX　（03）3946-4377
http://www.kenpakusha.co.jp/

ISBN4-7679-6103-3 C3047　　　　印刷・製本／亜細亜印刷
Ⓒ 日本国際生命科学協会, 2005　　　Printed in Japan

本書の複製権・翻訳権・上映権・公衆送信権は株式会社建帛社が保有します。
JCLS 〈㈱日本著作出版権管理システム委託出版物〉
本書の無断複写は著作権法上での例外を除き禁じられています。複写される場合は，㈱日本著作出版権管理システム（03-3817-5670）の許諾を得て下さい。